Bauchhypnose in Theorie und Praxis

Wolf-Dieter Nagl • Gabriele Moser

Bauchhypnose in Theorie und Praxis

Reizdarm und chronisch entzündliche Magen-Darm-Erkrankungen erfolgreich behandeln

Springer

Wolf-Dieter Nagl
Praxis Dr. Wolf-Dieter Nagl
Mödling, Österreich

Gabriele Moser
Psychotherapeutische Praxis
Wien, Österreich

ISBN 978-3-662-70439-4 ISBN 978-3-662-70440-0 (eBook)
https://doi.org/10.1007/978-3-662-70440-0

Die Deutsche Nationalbibliothek verzeichnet diese Publikation in der Deutschen Nationalbibliografie; detaillierte bibliografische Daten sind im Internet über https://portal.dnb.de abrufbar.

Springer ist ein Imprint der eingetragenen Gesellschaft Springer-Verlag GmbH, DE und ist ein Teil von Springer Nature.
Die Anschrift der Gesellschaft ist: Heidelberger Platz 3, 14197 Berlin, Germany

Genderhinweis: Da wir aus Gründen der Lesbarkeit das schriftliche Gendern als sehr unpraktisch empfinden, aber auch uns das Thema der geschlechtlichen Gleichstellung ein Anliegen ist, haben wir uns für dieses Buch entschieden, Personengruppen einheitlich mit dem generischen Femininum zu bezeichnen, wobei immer sowohl weibliche als auch männliche Personen gemeint sind. Wir sehen dies zum einen als Zeichen eines historischen Ausgleichs, da in der Vergangenheit die Verwendung des generischen Maskulinums dominiert hat. Zum anderen trägt es aber auch dem Umstand Rechnung, dass mehrheitlich Frauen von den in diesem Buch behandelten funktionellen gastrointestinalen Erkrankungen betroffen sind, sie aber auch unter den Behandelnden mittlerweile die Mehrheit bilden.

Vorwort

Verdauungsbeschwerden sind sehr weit verbreitet, und heute scheinen mehr Menschen denn je an Symptomen wie Bauchschmerzen, Blähungen und Nahrungsmittelunverträglichkeiten zu leiden. Nicht zuletzt lässt sich dieser Umstand an der hohen Frequenz entsprechender Produktwerbungen feststellen, die Hilfe in Form von Tropfen, Kapseln oder Probiotika versprechen.

Sehr häufig ist dabei der Begriff des Reizdarms zu hören. Dahinter steht ein Komplex aus Symptomen, der für die Betroffenen, aber auch für viele Ärztinnen ebenso schwer erklärbar wie behandelbar scheint. Dabei gibt es heute eine große Menge an Forschungsergebnissen rund um die Ursachen und die Entstehungsmechanismen des Reizdarmsyndroms. Ebenso und als Folge dieser Ergebnisse liegt auch eine klare Datenlage dazu vor, welche Therapien wie und in welchem Ausmaß bei der Behandlung des Reizdarmsyndroms effektiv sind.

Hier zeigt sich, dass die Anwendung der sogenannten Bauchhypnose, auch darmfokussierte Hypnose genannt, eine, wenn nicht DIE effektivste Behandlungsform des Reizdarmsyndroms darstellt. Prof. Dr. Gabriele Moser hat mit ihrer jahrzehntelangen Forschung an der Medizinischen Universität Wien mit ihren Studien über die Effekte der Bauchhypnose bei Reizdarm einen wesentlichen Beitrag dazu geleistet, die Bauchhypnose weltweit bekannt zu machen. Mittlerweile findet man die Bauchhypnose in den internationalen Leitlinien zur Behandlung des Reizdarmsyndroms als wesentlichen Teil eines erfolgreichen Behandlungskonzepts. Leider steht die hohe Anzahl betroffener Patientinnen noch immer einer zu geringen Zahl an ausgebildeten Bauchhypnose-Therapeutinnen gegenüber. Die Intention dieses Buches ist es, diesen Umstand zu ändern.

Wir haben mit diesem Lehrbuch ein kompaktes und praxistaugliches Kompendium entwickelt, das Ihnen als Therapeutin helfen soll, die Bauchhypnose theoretisch zu verstehen und effektiv praktisch anzuwenden. Natürlich lässt sich eine therapeutische Interventionsmethode wie die Bauchhypnose nicht ausschließlich aus einem Buch erlernen. Es bedarf auch einer gewissen Praxis und Übung, die üblicherweise im Seminarcharakter vermittelt wird. Aber dieses Buch beinhaltet alle wissenschaftlichen und praktischen Informationen, die es braucht, um mit der Bauchhypnose erfolgreich beginnen zu können.

Die Inhalte des Buches richten sich primär an alle Personen in Gesundheitsberufen, die in ihren jeweiligen Ländern zur Ausübung der therapeutischen Hypnose berechtigt sind. In Österreich sind dies (Stand 2025) Ärztinnen,

Psychotherapeutinnen, klinische Psychologinnen und Gesundheitspsychologinnen. Dieses Buch ist aber auch wertvoll für alle anderen Berufsgruppen im Gesundheitsbereich, die häufig mit Menschen mit Darmbeschwerden arbeiten und die ihr Verständnis rund um deren Ursachen sowie ihre Behandlungsansätze mittels Hypnose erweitern möchten. Allen voran betrifft dies Diätologinnen, Heilpraktikerinnen, Krankenpflegerinnen, Lebens- und Sozialberaterinnen und andere Akteurinnen im Gesundheitsbereich.

Das Buch vermittelt die wesentlichen Kenntnisse über all jene Krankheitsbilder, die mit der bauchfokussierten Hypnose erfolgreich behandelt werden können. Vor allem sind das die funktionellen gastrointestinalen Krankheitsbilder wie das Reizdarmsyndrom, der Reizmagen, der nichtkardiale Brustschmerz, aber auch die Reizblase. Darüber hinaus lassen sich jedoch auch bei chronisch entzündlichen Darmerkrankungen wie dem Morbus Crohn und der Colitis ulcerosa heilsame Effekte durch die Bauchhypnose erzielen. Wir freuen uns, mit Ihnen gemeinsam auf diese Reise durch die Welt der Psychosomatik zu gehen und zu erläutern, wie die hypnotherapeutische Arbeit die Funktionen des Darms beeinflussen kann.

Mödling, Österreich
Wien, Österreich
Frühjahr 2025

Wolf-Dieter Nagl
Gabriele Moser

Praktische Hinweise zum Aufbau des Buches

Der Beginn des Buches (Kap. 1) stellt einen Überblick über jene Erkrankungen dar, die mittels Bauchhypnose erfolgreich behandelt werden können. Dafür sind Basiskenntnisse über deren Symptome und Ursachen sowie deren übliche Diagnostik und Therapieverfahren von Bedeutung.

Da sich dieses Buch an Personen verschiedener Berufsgruppen im Gesundheitsbereich richtet, die über jeweils unterschiedliche medizinische Vorkenntnisse verfügen, werden medizinische Hintergründe im Rahmen von „medizinischen Infoboxen“ zum genaueren Verständnis erläutert.

Das Kapitel zum Stand der Forschung gibt eine Zusammenfassung der wesentlichen Studien und der aktuellen Datenlage über die Wirkweise und Effekte der Bauchhypnose.

Die Kapitel über die Hypnose sollen eine klares Verständnis davon vermitteln, wie man sich die spezifische Wirkung der Hypnose auf die Funktionen des Körpers, insbesondere des Darms, erklären kann. Dabei wird ein Modell des Geistes vorgestellt, mit dem sich praktisch leicht arbeiten lässt und das auch im Rahmen des Erstgesprächs den Patientinnen leicht zu erklären ist.

Das Wirkprinzip bauchgerichteter Suggestionen wird so erläutert, dass jede Therapeutin dazu angeregt wird, ihre eigenen Fantasien und Suggestionsideen in ihre Arbeit einfließen zu lassen.

Aktuelle Seminartermine zum Erlernen der Bauchhypnose im deutschsprachigen Raum finden Sie auf folgenden Webseiten:

www.drwolfdieternagl.com

www.gabrielemoser.at

Mödling, Österreich — Wolf-Dieter Nagl
Wien, Österreich — Gabriele Moser

Inhaltsverzeichnis

Teil II Praxis

Teil I

Theorie

Der folgende Abschnitt beinhaltet das theoretische Grundlagenwissen über jene Erkrankungen, die mittels Bauchhypnose erfolgreich behandelt werden können. Darüberhinaus wird der aktuelle wissenschaftliche Forschungsstand in Bezug auf die Wirksamkeit und die Anwendungsbereiche der Bauchhypnose dargelegt.

1 Medizinische Grundlagen

Wolf-Dieter Nagl

Zusammenfassung

In diesem Kapitel werden die wesentlichen Krankheitsbilder vorgestellt, die mittels der Bauchhypnose erfolgreich behandelt werden können. Gemäß der Entstehungsgeschichte der Bauchhypnose, die primär für die Behandlung des Reizdarmsyndroms entwickelt wurde, geht es dabei zunächst um die „funktionellen Darmerkrankungen“. Darunter versteht man jene Beschwerdebilder, bei denen trotz ausgeprägter körperlicher Symptome keine oder kaum organische Korrelate (z. B. Entzündungen) gefunden werden können. Dazu zählen das Reizdarmsyndrom, der Reizmagen (auch funktionelle Dyspepsie genannt) und der nichtkardiale Brustschmerz („non cardiac chest pain“). Diese Beschwerdebilder lassen sich durch die Bauchhypnose erfolgreich behandeln. Aber auch Darmerkrankungen, die eindeutig eine organische Komponente bzw. Ursache haben, zeigen mitunter ein sehr gutes Ansprechen auf die Bauchhypnose. Dies trifft vor allem auf die chronisch entzündlichen Darmerkrankungen zu, bei denen die Bauchhypnose nachweislich die Entzündungsaktivität verringern kann.

▶ *In diesem Kapitel werden die wesentlichen Krankheitsbilder vorgestellt, die mittels der Bauchhypnose erfolgreich behandelt werden können. Gemäß der Entstehungsgeschichte der Bauchhypnose, die primär für die Behandlung des Reizdarmsyndroms entwickelt wurde, geht es dabei zunächst um die „funktionellen Darmerkrankungen“. Darunter versteht man jene Beschwerdebilder, bei denen trotz ausgeprägter körperlicher Symptome keine*

W.-D. Nagl (✉)
Praxis Dr. Wolf-Dieter Nagl, Mödling, Österreich

W.-D. Nagl, G. Moser, *Bauchhypnose in Theorie und Praxis*,
https://doi.org/10.1007/978-3-662-70440-0_1

oder kaum organische Korrelate (z. B. Entzündungen) gefunden werden können. Dazu zählen das Reizdarmsyndrom, der Reizmagen (auch funktionelle Dyspepsie genannt) und der nichtkardiale Brustschmerz („non cardiac chest pain"). Diese Beschwerdebilder lassen sich durch die Bauchhypnose erfolgreich behandeln. Aber auch Darmerkrankungen, die eindeutig eine organische Komponente bzw. Ursache haben, zeigen mitunter ein sehr gutes Ansprechen auf die Bauchhypnose. Dies trifft vor allem auf die chronisch entzündlichen Darmerkrankungen zu, bei denen die Bauchhypnose nachweislich die Entzündungsaktivität verringern kann.

1.1 Funktionelle Erkrankungen

Funktionelle Darmerkrankungen gehören mit 35 % zu den häufigsten Diagnosen in der Gastroenterologie (Aziz et al. 2018). Funktionelle gastrointestinale Störungen sind Krankheitsbilder, bei denen Beschwerden im Bereich des Magen-Darm-Trakts bzw. Bauchbereichs bestehen, für die aber keine organische Ursache gefunden werden kann bzw. die vorhandenen Organbefunde das Ausmaß der Beschwerden nicht erklären. Vereinfacht kann man sagen: Das Organ (Speiseröhre, Magen, Darm, Blase etc.) ist gesund, aber dessen Funktion ist gestört. Um eine funktionelle Erkrankung zu diagnostizieren, bedarf es allerdings einer medizinischen Abklärung, um eine organische Ursache der Beschwerden auszuschließen. Folgendes Fallbeispiel soll illustrieren, wie sich eine funktionelle Störung in der Praxis darstellt und wie es in der Folge zur ihrer Diagnose kommt.

Ein Fallbeispiel

Frau Verena K. ist 32 Jahre alt und klagt seit mittlerweile 5 Jahren über tägliche Bauchbeschwerden. Mehrmals die Woche leidet sie unter krampfartigen Bauchschmerzen, mal im Unterbauch, dann wieder unterhalb des Rippenbogens. Ihr Bauch ist regelmäßig aufgebläht und nach dem Essen werden die Blähungen meist noch schlimmer. An manchen Tagen kommt es regelrecht zu Durchfallattacken, wo sie manchmal richtig Mühe hat, es auf die Toilette zu schaffen. Einmal sei es bei einem Busausflug sogar schon „danebengegangen". Mittlerweile traut sie sich auswärts gar nichts mehr zu essen und ernährt sich hauptsächlich von Reisgerichten mit Zucchini und Karotten, manchmal auch mit Hühnerfleisch. Die Beschwerden sind merklich besser, wenn sie zu Hause ist und weiß, dass eine Toilette in der Nähe ist. Auch nach dem Stuhlgang bessern sich die Symptome meist etwas. Das ständige Unruhegefühl im Bauch macht ihr im Alltag sehr zu schaffen und auf Nachfrage berichtet sie, dass ihre Gedanken ständig um ihre Bauchbeschwerden kreisen. Insbesondere hat sie Angst, es könnte etwas Schlimmes hinter diesen Symptomen stecken. ◀

Diese Fallgeschichte beschreibt eine „klassische" Reizdarm-Patientin, wie man sie häufig in der medizinischen Praxis antrifft. In solch einem Fall ist es wesentlich, mögliche organische Ursachen für die beschriebenen Beschwerden auszuschließen.

Die folgenden Untersuchungen obliegen der ärztlichen Durchführung und werden hier daher nur überblicksartig dargestellt.

Medizinische Diagnostik zur Abklärung organischer Ursachen:

- **körperliche Untersuchung** und ärztliches **Anamnesegespräch**
- **Blutuntersuchung** zum Nachweis von Entzündungen, Blutarmut und Störungen von Leber, Bauchspeicheldrüse und Schilddrüse sowie ggf. Autoimmun-Antikörpern (Zöliakie)
- **Stuhluntersuchung** zum Nachweis von pathologischen Keimen, Entzündungen (Calprotectin) und okkultem Blut
- **Sonografie** (Ultraschall) der Bauchorgane
- Eventuell **H2-Atemtests** zur Klärung von Unverträglichkeiten bezüglich Laktose, Fruktose und Sorbit bzw. zum Ausschluss eines Darmüberwucherungssyndroms (SIBO) durch Glukose-Atemtest
- **Magen- und Darmspiegelung** (Gastroskopie, Koloskopie) mit Probenentnahmen (Biopsien) zum Ausschluss von Entzündungen und Tumorerkrankungen

Je nach Symptomen und deren ärztlicher Einschätzung sowie dem Alter der Betroffenen sind entweder alle oder nur eine bestimmte Auswahl dieser Untersuchungen durchzuführen. Wenn all diese Befunde unauffällig sind bzw. manche Befunde positiv sind, diese aber das Gesamtausmaß der Beschwerden nicht erklären, dann wird die Diagnose einer funktionellen Erkrankung gestellt.

Um auf unser Fallbeispiel zurückzukommen, zeigt sich bei Frau Verena K. nach Durchführung der oben genannten Untersuchungen lediglich eine leichte Laktoseintoleranz im Atemtest. Allerdings erzählt die Patientin, dass sie bereits seit Jahren keine Milchprodukte mehr zu sich nimmt, weshalb sich die Beschwerden nicht durch eine Laktoseintoleranz erklären lassen. Der Befund liefert also keine Erklärung für die Beschwerden von Frau K., was die Diagnose einer funktionellen Erkrankung wahrscheinlich macht. Da sie aufgrund ihrer Symptome alle Kriterien eines Reizdarmsyndroms erfüllt (s. Abschn. 1.1.1) und eine organische Ursache für ihre Beschwerden ausgeschlossen wurde, wird somit die Diagnose Reizdarm gestellt.

Praxistipp

Als Therapeutin und Anbieterin der Bauchhypnose sollten Sie vor Beginn der Bauchhypnose-Therapie auf jeden Fall bei den Patientinnen hinterfragen, ob ihre Beschwerden bereits hinlänglich medizinisch abgeklärt wurden und beispielsweise die Diagnose Reizdarm ärztlich gesichert ist. Gerade durch „Dr. Google“ kommt es heutzutage vermehrt zu Selbstdiagnosen, die mitunter zu einem fatalen Übersehen von behandlungswürdigen organischen Erkrankungen führen können. Das Vorliegen folgender Alarmsymptome sollte unbedingt zu einem erneuten Überdenken der Diagnose einer „funktionellen Störung“ führen:

- nächtliche Beschwerden
- Gewichtsverlust unklarer Ursache

- Fieber
- Nachtschweiß
- blutiger Stuhl
- Blutarmut
- Leistungsknick

Diese Symptome passen nicht zu einer rein funktionellen Störung und können Hinweise auf eine schwerwiegende organische Erkrankung sein (Tumor, Entzündungen). Sollte eine Patientin von einer dieser Beschwerden berichten, weisen Sie sie bitte einer ärztlichen Untersuchung zu, sofern Sie nicht selbst ärztlich tätig sind. ◀

Im Folgenden werden jene funktionellen Störungen vorgestellt, bei denen die Bauchhypnose erfolgreich zum Einsatz kommt.

1.1.1 Reizdarm

(Synonym: Reizdarmsyndrom)

Häufigkeit
Das Reizdarmsyndrom (RDS) ist eines der häufigsten funktionellen Störungsbilder. Laut einer Metastudie aus dem Jahr 2012 leiden weltweit etwa 11,2 % der Menschen unter Reizdarmbeschwerden, wobei eine große Bandbreite zwischen leichter und schwerer Ausprägung besteht (Layer et al. 2021).

Definition
Aufgrund der Heterogenität des Beschwerdebildes sowie des laufenden Erkenntnisgewinns rund um die Pathomechanismen des RDS werden von unterschiedlichen Fachgruppen in regelmäßigen Abständen aktualisierte Definitionskriterien für die Diagnosestellung des Reizdarms festgelegt. Seit 1992 finden dazu in Rom regelmäßige Treffen einer gastroenterologischer Expertengruppe statt, aus denen die dementsprechenden ROM-Kriterien hervorgehen. Die aktuellen **ROM-IV-Kriterien** (Stand 2024) definieren das RDS wie folgt:

- Rezidivierende gastrointestinale Schmerzen, mindestens einmal pro Woche in den letzten 3 Monaten mit Symptombeginn vor > 6 Monaten, gemeinsam mit mindestens zwei der nachfolgenden Kriterien:
  - Zusammenhang mit Defäkation
  - Assoziation mit veränderter Stuhlfrequenz
  - Assoziation mit veränderter Stuhlkonsistenz/-form

Erfahrungsgemäß wird diese Definition allerdings jenen Reizdarm-Betroffenen nicht gerecht, bei denen nicht die Schmerzen im Vordergrund stehen, sondern Blähungssymptome und abdominelle Spannungsgefühle überwiegen. Unter anderem aus diesem Grund wurden für die S3-Leitlinien der deutschen Gesellschaften für Gastroenterologie (DGVS) und Neurogastroenterologie (DGNM) Definitionskriterien mit anderen Schwerpunkten gewählt (Layer et al. 2021).

Demnach liegt ein RDS dann vor, wenn alle drei der folgenden Punkte erfüllt sind:

1. Es bestehen chronische, d. h. länger als 3 Monate anhaltende oder rezidivierende Beschwerden (z. B. Bauchschmerzen, Blähungen), die von Patientin und Ärztin auf den Darm bezogen werden und in der Regel mit Veränderungen des Stuhlgangs einhergehen.
2. Die Beschwerden sind so stark, dass die Lebensqualität dadurch relevant beeinträchtigt wird.
3. Voraussetzung ist, dass keine für andere Krankheitsbilder charakteristischen Veränderungen vorliegen, die wahrscheinlich für diese Symptome verantwortlich sind.

Diese Definition impliziert, dass einerseits sowohl die Art der Symptome als auch ihr Andauern entscheidend für die Diagnose eines Reizdarms sind. Andererseits muss aber auch der definitive Ausschluss einer organischen Ursache erfolgt sein.

Abhängig von der dominierenden Stuhlfrequenz und -konsistenz lässt sich das RDS außerdem in drei unterschiedliche Typen einteilen:

- **RDS-D (Diarrhoe = Durchfall)**
  Hier stehen die erhöhte Stuhlfrequenz (öfter als 3-mal pro Tag) sowie die flüssige Konsistenz im Vordergrund. Regelmäßig kommt es bei diesem Reizdarmtyp auch zu Durchfallattacken, die ein sofortiges Aufsuchen einer Toilette erfordern.
- **RDS-O (Obstipation = Verstopfung)**
  Von Obstipation spricht man dann, wenn die Stuhlfrequenz weniger als alle 3 Tage beträgt und die Stuhlkonsistenz verhärtet ist.
- **RDS-M (Mischtyp = wechselnde Stuhlfrequenz und -konsistenz)**
  Hier wechseln sich Phasen von Verstopfung und Durchfall ab.
  Da dies auch ein typisches Symptom bei Darmkrebs sein kann, sollte insbesondere bei diesem Reizdarmtyp zwingend eine Koloskopie zum Ausschluss einer organischen Ursache durchgeführt werden. Dies gilt besonders auch für den Fall, wenn sich Stuhlfrequenz und -konsistenz plötzlich entscheidend verändern!

Betroffene mit RDS haben oft eine Odyssee an ärztlichen Konsultationen hinter sich und bekommen häufig am Ende ihres Untersuchungsmarathons Aussagen zu hören wie *„Wir haben alles untersucht, aber Sie haben nichts“* oder *„Körperlich haben wir nichts gefunden, es wird psychisch sein“*. Manchmal hören sie auch *„Das wird vom Stress kommen“* oder *„Sie dürfen sich nicht so reinsteigern“*. Diese Bemerkungen können als sehr despektierlich erlebt werden und den Betroffenen vermitteln, dass sie sich die Beschwerden vielleicht nur einbilden oder sie größer machen, als sie sind. Hinter diesen Aussagen schwingt häufig auch die Hilflosigkeit der Behandelnden selbst mit, oft aber auch das mangelnde Wissen über die Pathomechanismen des Reizdarms. Gemäß dem biopsychosozialen Verständnismodell von Gesundheit und Krankheit gibt es insbesondere beim Reizdarm ein starkes Zusammenwirken von Psyche, körperlichen Symptomen und sozialem Background der Betroffenen, wie es für psychosomatische Erkrankungen typisch ist. Allerdings spielen beim Reizdarm auch biologische Faktoren eine wesentliche Rolle wie die Genetik, die Epigenetik, das Mikrobiom, die Darm-Hirn-Achse oder auch postinfektiöse Veränderungen. Sehen wir uns nun an, was heute über die Entstehung und die aufrechterhaltenden Faktoren des RDS bekannt ist.

Ursache

Zusammenfassend lässt sich sagen, dass dem RDS eine Störung der sogenannten Darm-Hirn-Achse zugrunde liegt. Diese Störung hat ihre Ursachen im Gehirn (zentralnervös), im Darm (peripher), in der Darm-Hirn-Achse (Kommunikation) oder in unterschiedlichen Kombinationen dieser drei Ebenen. Damit einhergehend zeigen sich regelmäßig auch Veränderungen in der Zusammensetzung der Darmkeime (Darmflora = Mikrobiom), der Durchlässigkeit der Darmschleimhaut (erhöhte Permeabilität) sowie eine Überempfindlichkeit des Darmnervensystems (Hypersensibilität).

Auf diese Darm-Hirn-Achse wird im Folgenden näher eingegangen, insbesondere weil sie ein zentrales und nachvollziehbares Erklärungsmodell für die Entstehung des RDS liefert. Andererseits soll die Darm-Hirn-Achse aber auch unbedingt den Patientinnen erklärt werden, damit auch diese ein kohärentes Verständnismodell ihrer Erkrankung haben.

Darm-Hirn-Achse

Unter der Darm-Hirn-Achse versteht man die Kommunikation zwischen dem Gehirn (im Kopf) und dem sogenannten „Bauch-Gehirn" (s. Abb. 1.1). Das „Kopf-Gehirn" besteht aus etwa 84 Mrd. Nervenzellen und steht unter anderem über das Rückenmark in einem ständigen Informationsaustausch mit dem „Bauch-Gehirn". Das „Bauch-Gehirn" wiederum, auch enterisches Nervensystem oder Darmgeflecht genannt, ist ein großes Nervengeflecht aus mehreren hundert Millionen Nervenzellen, das prinzipiell unabhängig vom Gehirn die Verdauungstätigkeit steuert. Dieses Darmgeflecht ist ein Teil des autonomen (vegetativen) Nervensystems und steht mit seinen beiden Teilen Sympathikus und Parasympathikus in Verbindung. Das Bauch-Gehirn und das Gehirn kommunizieren über folgende Kanäle miteinander:

- direkte Nervenverbindungen, die über das Rückenmark laufen
- Hormone
- Mikrobiom
- Immunsystem

Auf all diesen Ebenen können sich bei Reizdarm-Betroffenen eine oder mehrere messbare Veränderungen zeigen. Die wesentlichen Befunde beim RDS sind:

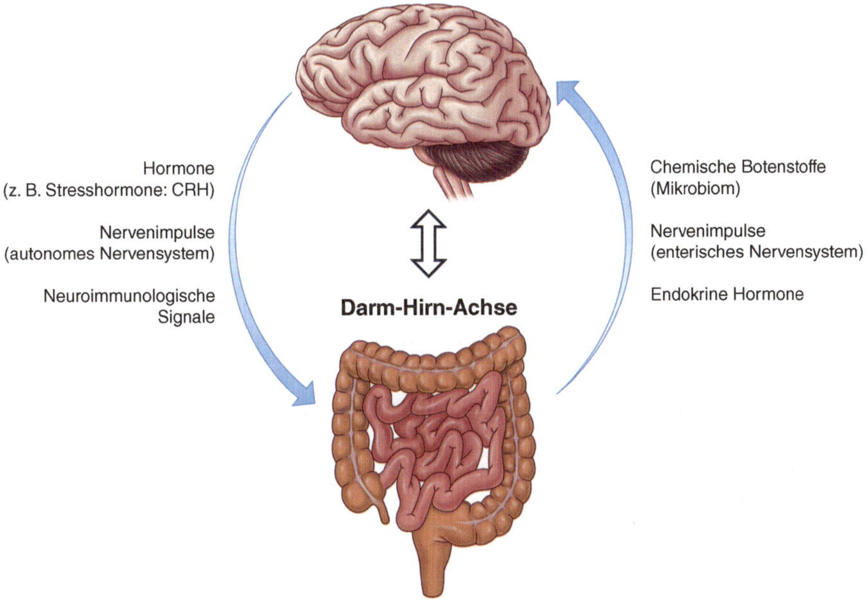

Abb. 1.1 Darm-Hirn-Achse. (Quelle: eigene Darstellung Wolf-Dieter Nagl)

- **Überempfindlichkeit des enterischen Nervensystems (viszerale Hypersensibilität)** (viszeral = die Eingeweide betreffend)
  Beim Reizdarm zeigt sich eine herabgesetzte Wahrnehmungsschwelle für Empfindungsreize aus dem Darm (Layer et al. 2021). Dies führt dazu, dass physiologische Darmbewegungen, die bei gesunden Menschen unterhalb der Wahrnehmungsschwelle bleiben, bei Reizdarm-Betroffenen entweder als ständige Unruhe im Bauch oder sogar als Schmerzen wahrgenommen werden. Man kann sagen, sie empfinden Schmerzen, wo eigentlich kein Schmerzreiz vorhanden ist. Bei einem Teil der Betroffenen ist diese Hypersensibilität die Folge eines Magen-Darm-Infekts und dürfte sich somit auf dem Boden der Infektion entwickelt haben. Die Nerven bleiben sozusagen „beleidigt" und übermitteln weiterhin Warnsignale an das Gehirn, obwohl die Keime schon lange erfolgreich vom Immunsystem bekämpft wurden (Spiller und Lam 2012; Gupta 2016; Collins et al. 2012). Allerdings ist nur bei einem Teil der Betroffenen diese Hypersensibilität Folge eines Infektes. Da die meisten Formen des RDS sich ohne vorhergehenden Infekt entwickeln, dürften auch andere Mechanismen für die Entwicklung der Hypersensibilität verantwortlich sein.
- **Veränderte Schleimhautfunktion**
  Aufgrund einer veränderten Schleimsekretion und erhöhten Durchlässigkeit (Permeabilität) der Verbindungen zwischen den Darmzellen kommt es zu einer gestörten Darmbarriere (Martinez et al. 2012; Moonwiriyakit et al. 2023). Unter der Darmbarriere versteht man die schützende Schicht aus Schleim und Darmzellen, die dafür sorgt, dass Mikroorganismen (Bakterien, Viren, Pilze u. a.)

sowie Toxine die Darmwand nicht durchdringen und in den Körper gelangen. Die erhöhte Durchlässigkeit wird umgangssprachlich als „löchriger Darm" („leaky gut") bezeichnet. Diese gestörte Schleimhautfunktion kann sowohl durch Infekte, aber auch durch Stress ausgelöst werden.

- **Stressreaktionen**
  Stress hat zur Folge, dass die Verdauungsorgane schlechter durchblutet werden (zugunsten der Skelettmuskulatur für die Flucht- oder Kampfreaktion), die Darmmotilität gestört wird (Durchfall und/oder Verstopfung) und Entzündungen gefördert werden. Das im Rahmen der Stressreaktion vom Hypothalamus ausgeschüttete CRH (Corticotropin-Releasing-Hormon) aktiviert direkt Mastzellen der Darmschleimhaut und führt zu Wassereinschuss ins Darmlumen. Dieser Mechanismus erklärt unter anderem das Auftreten des „Stress-Durchfalls". Sowohl akuter als auch chronischer Stress können somit über die Störung der Darmmotilität zu Durchfall, aber auch zu Verstopfung führen (Layer et al. 2021). Damit einhergehend zeigt sich beim Reizdarm meist auch eine:
- **Veränderte Colon-Transit-Zeit**
  Darunter versteht man eine beschleunigte (Durchfall) oder verlangsamte (Verstopfung) Passage des Nahrungsbreis und der Darmgase durch den Darm (Layer et al. 2021).
- **Mikrobiom**
  Stressstudien zeigen, dass die Stresshormone einen direkten Einfluss auf die Zusammensetzung der Darmflora haben und dass auch beim RDS regelmäßig eine stressbedingte Dysbiose (Ungleichgewicht der Darmflora) vorliegt (Ly et al. 2021). Aufgrund der Komplexität des Mikrobioms ist dieses bis dato noch unzureichend verstanden und es bedarf hier definitiv noch weiterer intensiver Forschungsarbeit.
- **Psychische Begleiterkrankungen**
  Mit zunehmender Schwere und Chronifizierung des RDS liegen neben den bauchbezogenen Beschwerden auch häufig psychische Erkrankungen wie Angststörungen und Depressionen sowie andere psychosomatische Beschwerden vor wie ein Chronisches Fatigue-Syndrom oder eine Fibromyalgie (Layer et al. 2021).

Therapie

Die multifaktorielle Erkrankung des RDS erfordert, wie die meisten psychosomatischen Erkrankungen, einen multimodalen Therapieansatz. Dieser umfasst eine ausführliche Aufklärung (Psychoedukation), symptomorientierte Medikation, diätologische Maßnahmen, Mikrobiommodulation, Entspannungsverfahren und insbesondere psychotherapeutische Verfahren wie die Bauchhypnose. Die einzelnen Therapiebausteine sollten prinzipiell individualisiert und gemäß der Verfügbarkeit, aber auch der Kosten sequenziell zur Anwendung kommen. Dabei gilt prinzipiell die Regel, dass jede Therapie probatorisch ist und bei ausbleibendem Therapieeffekt nach 4 bis maximal 12 Wochen wieder abgesetzt werden sollte. Folgender Ablaufplan soll das übliche eskalierende Therapieschema skizzieren:

1. Psychoedukation (Aufklärung über Ursache der Beschwerden. Klärung, dass es sich dabei nicht um eine lebensbedrohliche oder lebensverkürzende Erkrankung handelt)
2. Medikamente/Probiotika/Phytotherapeutika
3. Diätologische Maßnahmen (Allgemeinmaßnahmen wie das Verzehren von kleinen Portionen über das Weglassen von schwer verdaulichen Lebensmitteln bis hin zur FODMAP-Diät)
4. Psychotherapeutische Verfahren wie die Bauchhypnose

Nach einem allgemeinen Aufklärungsgespräch sollte ein medikamentöser Therapieversuch erfolgen. Hier kommen neben krampflösenden und motilitätsmodulierenden Medikamenten auch Probiotika sowie pflanzliche Substanzen wie Pfefferminzöl- und Kümmelöl-Kapseln zum Einsatz. Je stärker die psychischen Komponenten der Beschwerden im Vordergrund stehen, desto früher sollten zusätzlich Entspannungstechniken (autogenes Training, progressive Muskelentspannung nach Jacobson etc.) zum Einsatz kommen. Bei Erfolglosigkeit dieser Maßnahmen, d. h. bei therapieresistentem RDS mit hohem Leidensdruck, sollte spätestens hier eines der psychotherapeutischen Verfahren (Bauchhypnose, Verhaltenstherapie, psychodynamisch orientierte Psychotherapie) zum Einsatz kommen, deren Wirksamkeit eine hohe Evidenz aufweist (Black et al. 2020).

Das Therapieschema des RDS verfolgt das Ziel, die einfachsten und meist auch kostengünstigsten Therapieformen primär zur Anwendung zu bringen. Sollte dadurch keine ausreichende Symptomverbesserung erzielt werden, kommt die nächste Stufe der Therapie zur Anwendung. Eine eindeutige Indikation für die Bauchhypnose besteht bei Patienten mit mittelschwerem bis schwerem RDS (IBS-SSS > 175), die innerhalb von 3–6 Monaten nicht ausreichend auf medikamentöse Behandlung ansprechen (NICE 2008; Spiller et al. 2007).

Die nachweislich hohe Effektivität der Bauchhypnose steht leider im Konflikt zu dem meist eingeschränkten Therapieangebot durch erfahrene Hypnotherapeutinnen und dem zeitlichen wie finanziellen Aufwand der Therapie, weshalb die Bauchhypnose für viele Reizdarm-Patientinnen oft spät oder gar nicht zum Einsatz kommt. Diesbezüglich hoffen wir allerdings, mit diesem Buch und der kontinuierlichen Ausbildung von Hypnotherapeutinnen im deutschsprachigen Raum diesem Umstand erfolgreich entgegenzuwirken.

Die meisten Effektivitätsstudien der Bauchhypnose liegen eindeutig für das RDS vor, weshalb diesem Krankheitsbild an dieser Stelle des Buches mit Abstand am meisten Platz eingeräumt wurde. Allerdings kommt die Bauchhypnose, wie bereits erwähnt, auch bei anderen funktionellen gastrointestinalen Störungen erfolgreich zum Einsatz. Da es zwischen den einzelnen funktionellen Erkrankungen starke Überlappungen hinsichtlich der Pathomechanismen gibt, lässt sich auch die Wirkweise der Hypnose auf ähnliche Weise erklären. Aus diesen Gründen – und weil der Fokus dieses Buches auf dem Vermitteln der Bauchhypnose liegt – werden die folgenden Krankheitsbilder lediglich überblicksmäßig vorgestellt.

1.1.2 Reizmagen

(Synonym: funktionelle Dyspepsie)

Die klassischen Symptome des Reizmagens sind übermäßiges Völlegefühl und frühes Sättigungsgefühl nach der Nahrungsaufnahme, Schmerzen bzw. Brennen im Oberbauch bzw. hinter dem Brustbein und teilweise Übelkeit.

Häufigkeit

Der Reizmagen betrifft etwa 15 % der Bevölkerung und gehört damit zu den häufigsten funktionellen Störungen. Eine zusätzliche Überlappung mit einem RDS ist dabei sehr häufig (etwa 30 %) (Wang et al. 2008).

Definition

Gemäß den ROM-IV-Kriterien liegt dann ein Reizmagen vor, wenn die folgenden Punkte erfüllt sind:

- Symptome länger als 3 Monate (mindestens 3-mal wöchentlich) in den letzten 6 Monaten
- persistierende oder wiederholte Schmerzen/Brennen im Oberbauch und Ausschluss einer organischen Erkrankung
- zusätzliche Symptome wie rasches Sättigungsgefühl, Völlegefühl, Meteorismus (Blähungen) und (seltener) Übelkeit
- kein Hinweis, dass sich Beschwerden nach Defäkation bessern oder mit einer Änderung des Stuhlverhaltens assoziiert sind

Der letzte Punkt dient im Wesentlichen der Abgrenzung gegenüber dem RDS, wobei diese Differenzierung aufgrund der häufigen Überlappung herausfordernd sein kann.

Diagnose

Um die Diagnose des Reizmagens zu stellen, müssen einerseits die typischen Symptome vorhanden sein, andererseits müssen potenzielle organische Ursachen ausgeschlossen werden. Dafür bedarf es in der Regel:

- einer Blut- und Stuhluntersuchung zum Ausschluss von Entzündungen, Blutarmut, Leber- und Bauchspeicheldrüsenerkrankungen sowie dem Ausschluss einer Helicobacter-Infektion (Antigen im Stuhl)
- In den eisten Fällen, zwingend jedoch bei Patientinnen > 50 Jahren, wird eine Gastroskopie mit Biopsien durchgeführt, um eine Gastritis und ein Magen-Darm-Geschwür (Ulkus), eine Infektion mit Helicobacter oder eine Krebserkrankung auszuschließen.

Ursache

Die genaue Ursache des Reizmagens ist nach wie vor nicht genau geklärt. Als gesichert gilt aber auch hier eine Störung der Bauch-Hirn-Achse, die sich in Motilitätsstörungen (verlangsamte Magenentleerung einerseits und vermehrte Kontraktionen andererseits) sowie einer viszeralen Hypersensibilität, ähnlich dem RDS, äußert (Carbone et al. 2022). Darüber hinaus spielen psychiatrische Erkrankungen und psychosoziale Stressfaktoren eine wesentliche Rolle (Pohl et al. 2018).

Therapie

Zunächst wird meist ein maximal 8-wöchiger Therapieversuch mit magensäureblockierenden Medikamenten (Protonenpumpenhemmer) sowie Phytotherapeutika unternommen. Bei Vorhandensein einer Helicobacter-Infektion sollte auch eine antibiotische Eradikationstherapie erfolgen. Auch eine Therapie mit trizyklischen Antidepressiva kann manchmal eine Verbesserung bringen. Meist führen diese Therapieversuche allerdings nicht zu einer befriedigenden Symptomlinderung. In diesem Fall, d. h. bei der therapierefraktären funktionellen Dyspepsie, sind psychotherapeutische Verfahren, allen voran die Durchführung der Bauchhypnose, die vielversprechendste Therapieoption.

1.1.3 Nichtkardialer Brustschmerz

(Synonym: Non-cardiac-chest-pain; NCCP)

Häufigkeit

Die Häufigkeit in der Bevölkerung beträgt etwa 2 %.

Definition

Der nichtkardiale Brustschmerz (NCCP) äußert sich in drückenden oder brennenden Schmerzen hinter dem Brustbein, die häufig im Rahmen der Nahrungsaufnahme oder beim Trinken auftreten. Aufgrund der Ähnlichkeit zu den Symptomen im Rahmen eines Herzinfarktes sollte unbedingt eine kardiale Ursache ausgeschlossen werden.

Ursache

Prinzipiell gibt es viele Ursachen für den NCCP. Die häufigsten sind: Reflux von Magensäure, Verspannungen im Bereich der muskuloskelettalen Apparats (Interkostalneuralgie), Verkrampfungen der Speiseröhre (hyperkontraktiler Ösophagus), viszerale Hypersensibilität und psychologische Faktoren (Campbell et al. 2017; Frieling 2018).

Therapie

Für all jene Betroffene, bei denen kein Reflux oder keine andere organische Ursache für die Brustschmerzen nachgewiesen werden kann, stellt die Hypnotherapie eine sehr vielversprechende Behandlungsmethode dar. 80 % der Patientinnen mit nichtkardialem Brustschmerz zeigen demnach durch die Hypnotherapie eine deutliche Verbesserung des Brustschmerzes sowie des generellen Wohlbefindens (Jones et al. 2006).

Abschließend möchten wir an dieser Stelle erwähnen, dass es abgesehen von den bislang genannten funktionellen Störungen auch funktionelle Beschwerdebilder anderer Organsysteme des Bauches gibt, die in der Regel sehr gut auf hypnotherapeutische Verfahren ansprechen. Insbesondere ist hier die **Reizblase** zu nennen, bei der ebenfalls eine Störung der nervalen Reizleitung angenommen wird. Die Reizblase äußert sich in häufigem Harndrang, ohne dass die Blase bereits gefüllt ist, in Urinmengen in kleinen Portionen, krampfartigen Schmerzen im Unterleib sowie Brennen beim Wasserlassen, wofür keine organische Ursache gefunden werden kann. Aus eigener Erfahrung können wir berichten, dass sich die Reizblase durch die Bauchhypnose ebenfalls sehr gut behandeln lässt, wobei hier klar betont werden muss, dass es für dieses Behandlungsregime keine studienbasierte Evidenz gibt. Sollten Sie die Bauchhypnose also zur Behandlung der Reizblase einsetzen, müssen die Patientinnen über diesen Umstand aufgeklärt werden.

1.2 Chronisch entzündliche Darmerkrankungen (CED)

Zu den chronisch entzündlichen Darmerkrankungen (CED) zählen der **Morbus Crohn** und die **Colitis ulcerosa**. Beide zeigen, wie der Name bereits vermuten lässt, einen chronischen Verlauf mit schubhaften und/oder progedienten Entzündungen des Darms.

Häufigkeit
In Deutschland wird für beide Erkrankungen jeweils von einer Prävalenz von etwa 200 pro 100.000 Menschen ausgegangen, d. h., 2 von 1000 Menschen sind betroffen (Ng et al. 2017).

Ursache
Die genaue Ursache der CED ist nach wie vor ungeklärt, wobei bei beiden Erkrankungen eine familiäre Häufung zu sehen ist, was eine genetische Teilkomponente vermuten lässt.

Definition
Beim **Morbus Crohn** kommt es zu Entzündungen, die prinzipiell alle Abschnitte des Magen-Darm-Traktes betreffen können, d. h., die vom Mund bis zum After reichen können. Dabei sind alle Wandschichten betroffen, von der Schleimhaut über die Muskulatur und bis über die Organgrenzen hinaus. Das bedeutet, dass die Entzündungen auch auf andere, benachbarte Organe übergreifen und dort „einwandern" können. Es bilden sich dabei entzündliche Gänge (Fisteln), die beispielsweise in die Blase einwachsen können und auch dort zu Entzündungen und Abszessen führen können. Narbige Verklebungen können außerdem zu Engstellen (Stenosen) bis hin

zu vollständigen Verschlüssen des Darms führen, sodass manchmal diese Darmabschnitte operativ entfernt werden müssen.

Bei der **Colitis ulcerosa** hingegen ist lediglich der Dickdarm betroffen. Die Entzündungen betreffen ausschließlich die Schleimhaut, gehen aber oft mit starken Blutungen einher, die so fulminant verlaufen können, dass mitunter der gesamte Dickdarm operativ entfernt werden muss.

Therapie

Das Mittel der Wahl ist für beide Erkrankungen die medikamentöse Hemmung der Entzündungsprozesse, sowohl in der akuten Phase von entzündlichen Schüben als auch im Bereich der Langzeittherapie zur Verlängerung der schubfreien Phasen (Remissionsphasen). Dafür steht heutzutage eine breite Palette an entzündungshemmenden Medikamenten zur Verfügung, die sowohl in Tablettenform als auch subkutan und intravenös verabreicht werden.

Als unterstützende Maßnahme kommt bei beiden Erkrankungen auch die Bauchhypnose zum Einsatz. Aus psychologischer Sicht ermöglicht sie den Patientinnen dabei die wichtige Erfahrung, selbst etwas für ihre Genesung tun zu können und sich den unvorhersehbaren Schüben nicht völlig passiv ausgeliefert zu fühlen. Andererseits entfaltet die Bauchhypnose auch nachweislich körperliche, entzündungshemmende Wirkung, die sich in einer signifikanten Reduktion von entzündlichen Schüben widerspiegelt (siehe dazu Abschn. 2.5).

Literatur

Aziz I, Palsson O, Törnblom H et al (2018) The prevalence and impact of overlapping Rome IV-diagnosed functional gastrointestinal disorders on somatization, quality of life, and healthcare utilization: a cross-sectional general population study in three countries. Am J Gastroenterol 113:86–96

Black C, Thakur E, Houghton L et al (2020) Efficacy of psychological therapies for irritable bowel syndrome: systematic review and network meta-analysis. Gut 69:1441–1451

Campbell K, Madva E, Villegas A et al (2017) Non-cardiac chest pain: a review for the consultation-liaison psychiatrist. Psychosomatics 58:252–265

Carbone F, De Buysscher R, Van den Houte K et al (2022) Relationship between gastric emptying rate and simultaneously assessed symptoms in functional dyspepsia. Clin Gastroenterol Hepatol 20:e429–e437. https://doi.org/10.1016/j.cgh.2021.03.023

Collins SM, Chang C, Mearin F (2012) Postinfectious chronic gut dysfunction: from bench to bedside. Am J Gastroenterol Suppl 1:2–8

Frieling T (2018) Non-cardiac chest pain. Visc Med 34:92–96

Gupta S (2016) Infectious disease: something in the water. Nature 533:114–115

Jones H, Cooper P, Miller V et al (2006) Treatment of non-cardiac chest pain: a controlled trial of hypnotherapy. Gut 55:1403–1408

Layer P, Andresen V, Allescher H et al (2021) Update S3-Leitlinie Reizdarmsyndrom: Definition, Pathophysiologie, Diagnostik und Therapie. Gemeinsame Leitlinie der Deutschen Gesellschaft für Gastroenterologie, Verdauungs- und Stoffwechselkrankheiten (DGVS) und der Deutschen Gesellschaft für Neurogastroenterologie und Motilität (DGNM). Z Gastroenterol 59:1323–1415

Ly L, Doden H, Ridlon J (2021) Gut feelings about bacterial steroid-17,20-desmolase. Mol Cell Endocrinol 525:111174

Martinez C, Gonzalez-Castro A, Vicario M et al (2012) Cellular and molecular basis of intestinal barrier dysfunction in the irritable bowel syndrome. Gut Liver 6:305–315
Moonwiriyakit A, Pathomthongtaweechai N, Steinhagen PR et al (2023) Tight junctions: from molecules to gastrointestinal diseases. Tissue Barriers 11:2077620
Ng S, Shi H, Hamidi N et al (2017) Worldwide incidence and prevalence of inflammatory bowel disease in the 21st century: a systematic review of population-based studies. Lancet 390:2769–2778
NICE National Institute for Health and Care Excellence guidelines (2008) Irritable bowel syndrome in adults: diagnosis and management. https://www.nice.org.uk. Published Feb. 2008
Pohl D, Van Oudenhove L, Tornblom H et al (2018) Functional dyspepsia and severity of psychologic symptoms associate with postprandial symptoms in patientins with irritable bowel syndrome. Clin Gastroenterol Hepatol 16:1745–1753
Spiller R, Lam C (2012) An update on post-infectious irritable bowel syndrome: role of genetics, immune activation, serotonin and altered microbiome. J Neurogastroenterol Motil 18:258–268
Spiller R, Aziz Q, Creed F et al (2007) Guidelines on the irritable bowel syndrome: mechanisms and practical management. Gut 56:1770–1798
Wang A, Liao X, Xiong L et al (2008) The clinical overlap between functional dyspepsia and irritable bowel syndrome based on Rome III criteria. BMC Gastroenterol 8:43

Stand der Forschung

2

Gabriele Moser

Zusammenfassung

Die auf den Bauch gerichtete („gut-directed") Hypnose, kurz „Bauchhypnose" genannt, ist eine Behandlungsmethode von primär funktionellen gastrointestinalen Störungen (v. a. Reizdarmsyndrom, funktionelle Dyspepsie), die in einer Reihe von randomisiert-kontrollierten Studien sowie Metaanalysen einen Langzeiterfolg zeigt. Diese spezielle Form der Hypnose ist insbesondere bei therapieresistenten Symptomen erfolgreich und wird deshalb in den deutschen und den meisten internationalen Leitlinien zur Behandlung des Reizdarmsyndroms empfohlen. Studien zeigen: Die Durchführung kann im Einzel- oder im Gruppensetting mit 8–10 wöchentlichen Sitzungen erfolgreich durchgeführt werden und soll daher in das Behandlungskonzept integriert werden. Die Bauchhypnose zeigt auch eine gute Wirksamkeit bei Kindern mit funktionellen Bauchschmerzen. Erste Studien weisen zudem darauf hin, dass auch bei entzündlichen Darmerkrankungen diese Hypnose einen additiven Therapieeffekt zu herkömmlichen medikamentösen Behandlungen haben kann.

► *Die auf den Bauch gerichtete („gut-directed") Hypnose, kurz „Bauchhypnose" genannt, ist eine Behandlungsmethode von primär funktionellen gastrointestinalen Störungen (v. a. Reizdarmsyndrom, funktionelle Dyspepsie), die in einer Reihe von randomisiert-kontrollierten Studien sowie Metaanalysen einen Langzeiterfolg zeigt. Diese spezielle Form der Hypnose ist insbesondere*

G. Moser (✉)
Psychotherapeutische Praxis, Wien, Österreich
e-mail: office@gabrielemoser.at

W.-D. Nagl, G. Moser, *Bauchhypnose in Theorie und Praxis*,
https://doi.org/10.1007/978-3-662-70440-0_2

bei therapieresistenten Symptomen erfolgreich und wird deshalb in den deutschen und den meisten internationalen Leitlinien zur Behandlung des Reizdarmsyndroms empfohlen. Studien zeigen: Die Durchführung kann im Einzel- oder im Gruppensetting mit 8–10 wöchentlichen Sitzungen erfolgreich durchgeführt werden und soll daher in das Behandlungskonzept integriert werden. Die Bauchhypnose zeigt auch eine gute Wirksamkeit bei Kindern mit funktionellen Bauchschmerzen. Erste Studien weisen zudem darauf hin, dass auch bei entzündlichen Darmerkrankungen diese Hypnose einen additiven Therapieeffekt zu herkömmlichen medikamentösen Behandlungen haben kann.

2.1 Wirkmechanismen der Bauchhypnosetherapie – wissenschaftliche Studien

Hypnose gilt als eine der ältesten Behandlungsmethoden und wird insbesondere in der Schmerztherapie in die Behandlungskonzepte integriert. Der exakte Wirkmechanismus ist jedoch nach wie vor nicht ganz geklärt. Die Veränderung gastrointestinaler Funktionen unter dem Einfluss von Hypnose konnte in einer Reihe von wissenschaftlichen Untersuchungen nachgewiesen werden (Klein und Spiegel 1989; Beaugerie et al. 1991; Whorwell et al. 1992). Die Arbeitsgruppe um Peter Whorwell zeigte unter anderem, dass sich die viszerale Hypersensitivität (gemessen anhand eines standardisierten Protokolls rektaler Dehnungsreize) bei Reizdarmsyndrom (RDS) unter Hypnose modulieren lässt und sich langfristig normalisieren kann (Prior et al. 1990; Lea et al. 2003). Zwar existieren dazu auch widersprüchliche Studien, aber mittels fMRI (funktionelle Magnetresonanztomographie) konnte nachgewiesen werden, dass sich die zentrale Verarbeitung von Dehnungsreizen im Darm durch Hypnose nach erfolgreicher Therapie annähernd normalisieren lässt (Lowén et al. 2013). Peter et al. (2018) konnten zudem nachweisen, dass mit dieser Form der Hypnosetherapie auch eine signifikante Steigerung der Resilienz von Betroffenen mit therapieresistentem RDS erreicht werden kann.

▶ Unter Einfluss von Hypnose können gastrointestinale Funktionen und viszerale Empfindungen moduliert und die Resilienz Betroffener (insbesondere mit Reizdarmsyndrom) gesteigert werden.

2.2 Bauchhypnose für Betroffene mit therapieresistenten Beschwerden

Funktionelle gastrointestinale Störungen werden als Störungen der Interaktion von Darm und Hirn verstanden und nun laut ROM-Kriterien IV auch DGBI (Disorders of Gut-Brain-Interaction) genannt (Drossman und Hasler 2016). Patientinnen, die ein tertiäres gastroenterologisches Zentrum aufsuchen, weisen häufig therapieresistente Beschwerden und einem enormen Leidensdruck auf (Miller et al. 2004).

Da die meisten Studien zur Bauchhypnose an Universitätskliniken durchgeführt wurden, umfassen diese meist Betroffene mit schweren therapierefraktären Symptomen. Auch an der Universitätsklinik im AKH Wien (Allgemeines Krankenhaus) wurde nachgewiesen, dass insbesondere für Betroffene mit therapierefraktären RDS-Symptomen auch im Gruppensetting eine signifikante Verminderung der Beschwerden im Vergleich zu einer Kontrollintervention (stützende Gespräche) erzielt werden kann (Moser et al. 2013).

Wenige Studien widmen sich anderen gastrointestinalen Erkrankungen wie dem duodenalen Ulkus, der funktionellen Dyspepsie und dem nichtkardialen Brustschmerz. Zu anderen, selteneren gastrointestinalen Störungen wie etwa der Gastroparese oder dem zyklischen Erbrechen finden sich vereinzelte Kasuistiken oder unkontrollierte Studien mit niedrigen Probandenzahlen. Im pädiatrischen Bereich wurden randomisiert-kontrollierte Studien mit sehr gutem Langzeittherapieerfolg durch die Bauchhypnose durchgeführt (Vlieger et al. 2007, 2012; Gulewitsch et al. 2013; Bastek und van Vliet 2023). Eine beachtliche Studie (Miller et al. 2015) zur Wirksamkeit der Bauchhypnose bei Erwachsenen beruht auf einer Zahl von 1000 Betroffenen mit RDS. Bei 76 % kam es nach je 12 einstündigen Sitzungen Bauchhypnose zu einer deutlichen Besserung des Beschwerdebildes. Die Bauchhypnose gilt als wirksame, gut tolerierte und sichere Behandlungsmethode für Betroffene mit RDS (Schaefert 2014). Deshalb wird diese in den deutschen (und den meisten internationalen) Leitlinien zur Behandlung des RDS empfohlen (Layer et al. 2022).

▶ Leitlinien zur Behandlung des Reizdarmsyndroms empfehlen den Einsatz der bauchgerichteten Hypnosetherapie.

2.3 Wissenschaftlich untersuchte Protokolle für Hypnose bei Reizdarmsyndrom (RDS)

Das **Manchester-Protokoll** nach Peter Whorwell, das in der Regel 10–12 wöchentliche Hypnosesitzungen umfasst, wurde von Wendy Gonsalkorale 2006 beschrieben (Gonsalkorale 2006). Der Erfolg erlangte mit der von Peter Whorwell 1984 in *The Lancet* publizierten Arbeit Bekanntheit (Whorwell et al. 1984). Eine langfristige Wirksamkeit der Bauchhypnose konnte sowohl für Einzeltherapien (Gonsalkorale et al. 2006, Krouwel et al. 2021) als auch bei Anwendung in Gruppen nachgewiesen werden (Moser et al. 2013; Vasant und Whorwell 2018). Die gesundheitsökonomischen Vorteile eines Gruppensettings für Betroffene wie Behandelnde sind bei den Erkrankungen mit Störungen der Bauch-Hirn-Achsen-Interaktion besonders zu beachten. Ein Gruppensetting scheint im Vergleich mit der individuellen Hypnosetherapie zumindest gleichwertig, unter Umständen sogar überlegen zu sein (Black et al. 2020; Lövdahl et al. 2022; Flik et al. 2019). Häufig kommt es dabei auch zu einem „Selbsthilfegruppen-Effekt" der teilnehmenden Betroffenen.

Mit dem **North-Carolina-Protokoll** liegt ein weiteres, etwas abweichendes, strenger standardisiertes Behandlungsprotokoll von Olafur Palsson vor (Palsson et al. 2002; Palsson 2006). Dieses wird mit nur 7 Sitzungen im 2-wöchigen Abstand durchgeführt, beinhaltet aber (meist) auch bis zu 2 Sitzungen einer allgemeinen Entspannungshypnose vor der spezifischen, auf den Bauch gerichteten Hypnotherapie. Keefer et al. (2013) erzielten mit diesem Behandlungsprotokoll auch Erfolge bei der Colitis ulcerosa in der Remissionserhaltung (siehe weiter Abschn. 2.5 zu chronisch entzündlichen Darmerkrankungen).

2.4 Erfolgskriterien, Kontraindikationen und Langzeiteffekt der Bauchhypnose

Zur Frage der notwendigen Sitzungsanzahl einer Bauchhypnosetherapie hatten Hasan et al. (2021) in einer randomisiert-kontrollierten Studie 6 Sitzungen mit 12 Sitzungen bei Betroffenen mit RDS verglichen und fanden keinen Unterschied im Therapieerfolg. Allerdings zeigt ein systemisches Review und Metaanalyse, dass Studien mit einer Mindestzahl von 8 Sitzungen und solche mit einer Frequenz von mindestens einer Sitzung pro Woche einen eindeutigen Therapieerfolg brachten. Weniger als 8 Sitzungen und eine 2-wöchentliche Sitzungsfrequenz scheinen weniger erfolgreich zu sein (Krouwel et al. 2021).

▶ Eine Sitzungsfrequenz von mindestens einer Sitzung pro Woche und insgesamt mindestens 8 Sitzungen haben eine größere Erfolgswahrscheinlichkeit.

Eine sekundäre Analyse aus der Studie von Hasan et al. (2021) zur Identifikation von Charakteristika von Betroffenen für einen Therapieerfolg der Hypnose wurde von Devenney et al. (2024) durchgeführt. Es wurden 448 Betroffene vor und nach Hypnose untersucht, wobei 76,3 % die Erfolgskriterien erreichten. Betroffene mit therapierefraktärem RDS und stärkeren gastrointestinalen sowie extraintestinalen Beschwerden hatten einen größeren Benefit. Auch eine geringere Ängstlichkeit war ein positiver Prädiktor.

▶ Betroffene mit stärkeren, therapierefraktären RDS-Beschwerden, extraintestinalen Symptomen und weniger Ängstlichkeit zeigen in wissenschaftlichen Studien einen größeren Therapieerfolg mit Bauchhypnose.

Kontraindikationen für eine Hypnosetherapie allgemein (Peter und Revenstorf 2023) gelten auch für die Bauchhypnose. Diese sind z.B. schwere Psyhosen, neurologische Erkrkankungen oder Persönlichkeitsstörungen, akute Suizidalität oder mangelde Bereitschaft für die Therapie.

Viele medizinische Behandlungsmethoden, insbesondere rein symptomorientiere Therapien, haben eher einen Kurzzeiteffekt. Gonsalkorale et al. (2003) zeigten, dass der therapeutische Effekt der Bauchhypnose nach Therapieende eine langfristige Stabilität über viele Jahre aufweist. Von mehr als 200 untersuchten Betroffenen mit RDS sprachen 71 % auf die Therapie an, und 81 % davon konnten die erzielte Symptomreduktion über 5 Jahre halten. Auch Vlieger et al. (2012) berichteten bei Kindern einen Langzeiterfolg über 5 Jahre. Hier waren 68 % der Kinder, die Hypnose erhalten hatten, im Vergleich zu 20 % aus der Kontrollgruppe bei der Nachuntersuchung annähernd beschwerdefrei.

Eine weitere Übersichtsarbeit/Metaanalyse stammt von Ford et al. (2014). Hier wurde die aggregierte Evidenz zu verschiedenen psychologischen Interventionen inklusive Hypnose und Antidepressiva verglichen. Alle Methoden waren annähernd gleichwertig. Black et al. (2020) kamen in ihrem systematischen Review und Metaanalyse zum Ergebnis, dass die Hypnose, gemessen am Langzeiterfolg von mindestens 12 Monaten, im Vergleich zu den meisten psychologischen Therapiemethoden sowohl im Einzel- als auch im Gruppensetting gleich gut oder sogar besser abschneidet.

Während der COVID-19-Pandemie wurde Hypnose für Betroffene mit Reizdarmsyndrom über Internet, z. B. Skype, untersucht. Eine Studie mit Erwachsenen zeigte eine bei 30/52 (58%) der online Behandelten eine Verminderung der Reizdarmbeschwerden von mehr als > 30%. Vierundzwanzig (46%) Patient:innen gaben eine Schmerzreduktion von > 30% an (Noble et al. 2022).

Ein wesentlicher Aspekt, der beim Reizdarmsyndrom oft übersehen wird, ist die Tatsache, dass psychologische Therapien und hierbei insbesondere die Bauchhypnose im Gegensatz zu rein pharmakologischen Therapien zu einer Langzeitverminderung der Beschwerden und zu einer Verbesserung der Lebensqualität führen können (Whorwell 2024). In schweren Fällen des Reizdarmsyndroms mit psychischen Belastungen/Störungen der Betroffenen kann die Bauchhypnose mit anderen Psychotherapiemethoden gut kombiniert werden (Häuser 2023).

2.5 Hypnose bei chronisch entzündlichen Darmerkrankungen (CED)

Hypnose steigert die vagale efferente Aktivität, und es wird daher angenommen, dass dadurch auch ein antiinflammatorischer Effekt entsteht (Bonaz und Bernstein 2013). In einer randomisiert-kontrollierten Studie an Betroffenen mit Colitis ulcerosa zeigten Keefer et al. (2013), dass 68 % der Betroffenen ein Jahr nach einer Bauchhypnosetherapie noch in klinischer Remission waren, im Vergleich dazu nur 40 % aus der Kontrollgruppe. Die signifikante Verlängerung der Remission durch die Hypnosetherapie wurde mit 78 Tagen in einem Jahr berechnet. Zudem leiden viele Betroffene mit CED in Remission auch an funktionellen Darmstörungen im Sinne eines RDS. Der Einsatz der Hypnose kann daher neben einer Verminderung der psychischen Belastung auch eine subjektive Linderung der Beschwerden bringen, unabhängig von der entzündlichen Aktivität. Lee et al. (2021) zeigten, dass die klinische Hypnose eine machbare und akzeptable Zusatztherapie bei jugendlichen Betroffenen mit Morbus Crohn darstellt. Gerson et al. (2023) hatten auch Erfolge mit virtueller Hypnotherapie bei Jugendlichen berichtet.

Hypnose kann jedenfalls Schmerzen vermindern und psychosoziales Wohlbefinden verbessern. Erste Studien geben Hinweise zu einer möglichen Verlängerung der Remission (Moser 2014). Hierzu sind noch weitere randomisiert-kontrollierte Studien erforderlich, um eine evidenzbasierte Therapieempfehlung geben zu können.

Die Bauchhypnose als medizinische Hypnosetherapie ist nicht als Komplementär- oder Alternativtherapie zu verstehen. Diese Behandlungsmethoden umfassen häufig innerhalb der sogenannten „Mind-Body-Medizin" häufig nicht wissenschaftlich basierte Methoden (Häuser 2022).

Zusammenfassung

Die Bauchhypnose ist eine wirksame Behandlung bei therapieresistentem RDS und soll hier auch als Behandlung eingesetzt werden. Sie kann sowohl als Gruppentherapie als auch im Einzelsetting angeboten werden und hat bei 8–12 wöchentlichen Sitzungen einen guten Langzeiteffekt. Die Hypnosetherapie ist in wenigen Studien auch bei anderen Störungen der Bauch-Hirn-Interaktion (funktionelle gastrointestinale Störungen) und bei CED, insbesondere der Colitis ulcerosa, untersucht. Sie kann auch hier als sichere zusätzliche Behandlungsmethode eingesetzt werden.

Literatur

Bastek V, van Vliet M (2023) A whole new world of healing: exploring medical hypnotherapy for pediatric patients (review). Eur J Pediatr 182:3021–3032. https://doi.org/10.1007/s00431-023-04983-5

Beaugerie L, Burger AJ, Cadranel JF, Lamy P, Gendre JP, Le Quintrec Y (1991) Modulation of orocoecal transit time by hypnosis. Gut 32:393–394. https://doi.org/10.1136/gut.32.4.393

Black CJ, Thakur ER, Houghton LA, Quigley EM, Moayyedi P, Ford AC (2020) Efficacy of psychological therapies for irritable bowel syndrome: systematic review and network meta-analysis. Gut 69(8):1441–1451. https://doi.org/10.1136/gutjnl-2020-321191. Epub 2020 Apr 10

Bonaz BL, Bernstein CN (2013) Brain-gut interactions in inflammatory bowel disease. Gastroenterology 144:36–49. https://doi.org/10.1053/j.gastro.2012.10.003. Epub 2012 Oct 12

Devenney J, Hasan SS, Morris J, Whorwell P (2024) Clinical trial: predictive factors for response to gut-directed hypnotherapy for refractory irritable bowel syndrome, a post hoc analysis. Aliment Pharmacol Ther 59:269–277. https://doi.org/10.1111/apt.17790. Epub 2023 Nov 5

Drossman DA, Hasler WL (2016) Rome IV-functional GI disorders: disorders of gut-brain interaction. Gastroenterology 150(6):1257–1261. https://doi.org/10.1053/j.gastro.2016.03.035

Flik CE, Laan W, Zuithoff NPA, van Rood YR, Smout AJPM, Weusten BLAM et al (2019) Efficacy of individual and group hypnotherapy in irritable bowel syndrome (IMAGINE): a multicentre randomised controlled trial. Lancet Gastroenterol Hepatol 4:20–31. https://doi.org/10.1016/S2468-1253(18)30310-8

Ford AC, Quigley EM, Lacy BE, Lembo AJ, Saito YA, Schiller LR, Soffer EE, Spiegel BMR, Moayyedi P (2014) Effect of antidepressants and psychological therapies, including hypnotherapy, in irritable bowel syndrome: systematic review and meta-analysis. Am J Gastroenterol 109:1350–1365. https://doi.org/10.1038/ajg.2014.148. Epub 2014 Jun 17

Gerson J, Tawde P, Ghiasian G, Salwen-Deremer JK (2023) Patients' experiences with virtual group gut-directed hypnotherapy: a qualitative study. Front Med (Lausanne) 10:1066452. https://doi.org/10.3389/fmed.2023.1066452. PMID: 36910502; PMCID: PMC9992176

Gonsalkorale WM (2006) Gut-directed hypnotherapy: the Manchester approach for treatment of irritable bowel syndrome. Int J Clin Exp Hypn 54:27–50. https://doi.org/10.1080/00207140500323030

Gonsalkorale WM, Miller V, Afzal A, Whorwell PJ (2003) Long term benefits of hypnotherapy for irritable bowel sndrome. Gut 52:1623–1629. https://doi.org/10.1136/gut.52.11.1623

Gulewitsch MD, Müller J, Hautzinger M, Schlarb AA (2013) Brief hypnotherapeutic-behavioral intervention for functional abdominal pain and irritable bowel syndrome in childhood a randomized controlled trial. Eur J Pediatr 172:1043–1051. https://doi.org/10.1007/s00431-013-1990-y. Epub 2013 Apr 9

Hasan S, Whorwell PJ, Miller V, Morris J, Vasant DH (2021) Six vs. 12 sessions of gut-focused hypnotherapy for irritable bowel syndrome: a randomized trial. Gastroenterology 160(7):2605–2607. https://doi.org/10.1053/j.gastro.2021.02.058. Epub 2021 Mar 2

Häuser W (2022) Psychologische Aspekte in der Pathogenese und Therapie des Reizdarmsyndroms. Verdauungskrankheiten 40:256–262. https://doi.org/10.5414/VDX01172

Häuser W (2023) Hypnose beim Reizdarmsyndrom. In: Revenstorf D, Peter B, Rasch B (Hrsg) Hypnose in Psychotherapie, Psychosomatik und Medizin, 4. Aufl. Springer Verlag), Berlin, S 507–516. isbn:978-3-662-64967-1

Keefer L, Taft TH, Kiebles JL, Martinovich Z, Barrett TA, Palsson OS (2013) Gut-directed hypnotherapy significantly augments clinical remission in quiescent ulcerative colitis. Aliment Pharmacol Ther 38(7):761–771. https://doi.org/10.1111/apt.12449. Epub 2013 Aug 19

Klein KB, Spiegel D (1989) Modulation of gastric acid secretion by hypnosis. Gastroenterology 96:1383–1387. https://doi.org/10.1016/0016-5085(89)90502-7

Krouwel M, Farley A, GreenfieldS, Ismail T, Jolly K (2021) Systematic review, meta-analysis with subgroup analysis of hypnotherapy for irritable bowel syndrome, effect of intervention characteristics. Complement Ther Med 57:102672. https://doi.org/10.1016/j.ctim.2021.102672

Layer P, Andresen V, Allescher H et al (2022) Update S3 guideline irritable bowel syndrome: definition, pathophysiology, diagnosis and therapy. Joint guideline of the German Society for Gastroenterology, Digestive and Metabolic Diseases (DGVS) and the German Society for Neurogastroenterology and Motility (DGNM – AWMF registration number: 021/016. Z Gastroenterol 59(12):1323–1415

Lea R, Houghton LA, Calvert EL et al (2003) Gut-directed hypnotherapy normalizes disordered rectal sensitivity in patients with irritable bowel syndrome. Aliment Pharmacol Ther 17:635–642. https://doi.org/10.1046/j.1365-2036.2003.01486.x

Lee A, Moulton D, Mckernan L, Russell A, Slaughter JC, Acra S, Walker L (2021) Clinical hypnosis in pediatric crohn disease: a randomized controlled pilot study. JPGN 72:e63–e70. https://doi.org/10.1097/MPG.0000000000002980

Lövdahl J, Törnblom H, Ringström G, Palsson OS, Simrén M (2022) Randomised clinical trial: individual versus group hypnotherapy for irritable bowel syndrome. Aliment Pharmacol Ther 55:1501–1511. https://doi.org/10.1111/apt.16934

Lowén MB, Mayer EA, Sjöberg M et al (2013) Effect of hypnotherapy and educational intervention on brain response to visceral stimulus in the irritable bowel syndrome. Aliment Pharmacol Ther 37:1184–1197. https://doi.org/10.1111/apt.12319. Epub 2013 Apr 25

Miller V, Hopkins L, Whorwell PJ (2004) Suicidal ideation in patients with irritable bowel syndrome. Clin Gastroenterol Hepatol 2:1064–1068. https://doi.org/10.1016/s1542-3565(04)00545-2

Miller V, Carruthers H, Morris J, Hasan S, Archbold S, Whorwell P (2015) Hypnotherapy for irritable bowel syndrome: an audit of one thousand adult patients. Aliment Pharmacol Ther 41:844–855. https://doi.org/10.1111/apt.13145. Epub 2015 Mar 4

Moser G (2014) The role of hypnotherapy for the treatment of IBD. (Invited review). Expert Rev Gastroenterol Hepatol 8(6):601–606. https://doi.org/10.1586/17474124.2014.917955. Epub 2014 May 12

Moser G, Trägner S, Gajowniczek EE, Mikulits A, Michalski M, Kazemi-Shirazi L, Kulnigg-Dabsch S, Führer M, Ponocny-Seliger E, Führer M, Dejaco C, Miehsler W (2013) Long-term success of gut-directed group hypnosis for patients with refractory irritable bowelsyndrome- a randomized controlled trial. Am J Gastroenterol 108(4):602–609. https://doi.org/10.1038/ajg.2013.19. Epub 2013 Feb 19

Noble H, Hasan SS, Simpson V, Whorwell PJ, Vasant DH (2022) Patient satisfaction after remotely delivered gut-directed hyp-notherapy for irritable bowel syndrome during the COVID-19era: implications for future practice. BMJ Open Gastroenterol 9(1):e001039. https://doi.org/10.1136/bmjgast-2022-001039

Palsson OS (2006) Standardized hypnosis treatment for irritable bowel syndrome: The North Carolina protocol. Int J Clin Exp Hypn 54:51–64. https://doi.org/10.1080/00207140500322933

Palsson OS, Turner MJ, Johnson DA, Burnett CK, Whitehead WE (2002) Hypnosis treatment for severe irritable bowel syndrome: investigation of mechanism and effects on symptoms. Dig Dis Sci 47:2605–2614. https://doi.org/10.1023/a:1020545017390

Peter B, Revenstorf D (2023) Kontraindikationen, Bühnenhypnose und Willenlosigkeit. In: Revenstorf D, Peter B, Rasch B (Hrsg) Hypnose in Psychotherapie, Psychosomatik und Medizin. Ein Manual für die Praxis, 4. Aufl. Springer, Heidelberg, S 136–162. isbn:978-3-662-64967-1

Peter J, Tran U, Michalski M, Moser G (2018) The structure of resilience in irritable bowel syndrome and its improvement through hypnotherapy: cross-sectional and prospective longitudinal data. PLoS One 12:13(11). https://doi.org/10.1371/journal.pone.0202538. eCollection 2018

Prior A, Colgan SM, Whorwell PJ (1990) Changes in rectal sensitivity after hypnotherapy in patients with irritable bowel syndrome. Gut 31:896–898. https://doi.org/10.1136/gut.31.8.896

Schaefert R, Klose P, Moser G, Häuser W (2014) Efficacy, tolerability, and safety of hypnosis in adult irritable bowel syndrome: systematic review and meta-analysis. Psychosom Med 76:389–398. https://doi.org/10.1097/PSY.0000000000000039

Vasant DH, Whorwell PJ (2018) Gut-focused hypnotherapy for functional gastrointestinal disorders: evidence-base, practical aspects, and the Manchester protocol. Neurogastroenterol Motil 2019 31(8):e13573. https://doi.org/10.1111/nmo.13573

Vlieger AM, Menko-Frankenhuis C, Wolfkamp SC, Tromp E, Benninga MA (2007) Hypnotherapy for children with functional abdominal pain or irritable bowel syndrome: a randomized controlled trial. Gastroenterology 133:1430–1436. https://doi.org/10.1053/j.gastro.2007.08.072. Epub 2007 Sep 2

Vlieger AM, Rutten JM, Govers AM, Frankenhuis C, Benninga MA (2012) Long-term follow-up of gut-directed hypnotherapy vs. standard care in children with functional abdominal pain or irritable bowel syndrome. Am J Gastroenterol 107:627–631. https://doi.org/10.1038/ajg.2011.487. Epub 2012 Feb 7

Whorwell PJ (2024) Hypnosis in gastroenterology. In: Linden JH, De BG, Sugarman LI, Varga K (Hrsg) The Routledge international handbook of clinical hypnosis, 1. Aufl. Routledge, New York, S 615–627. ISBN 9781032311401

Whorwell PJ, Prior A, Faragher EB (1984) Controlled trial of hypnotherapy in the treatment of severe refractory irritable bowel syndrome. Lancet 2:1232–1233. https://doi.org/10.1016/s0140-6736(84)92793-4

Whorwell PJ, Houghton LA, Taylor EE, Maxton DG (1992) Physiological effects of emotion: assessment via hypnosis. Lancet 340:69–72. https://doi.org/10.1016/0140-6736(92)90394-i

Was ist Bauchhypnose?

3

Wolf-Dieter Nagl

Zusammenfassung

In diesem Kapitel gehen wir darauf ein, wie sich durch Hypnose Körperfunktionen wie die Darmtätigkeit beeinflussen lassen. Möglich wird dies im Zustand der Trance. Im Rahmen der Bauchhypnose werden ganz spezifische Suggestionen angeboten, die die Verdauungstätigkeit nachweislich beeinflussen.

► *In diesem Kapitel gehen wir darauf ein, wie sich durch Hypnose Körperfunktionen wie die Darmtätigkeit beeinflussen lassen. Möglich wird dies im Zustand der Trance. Im Rahmen der Bauchhypnose werden ganz spezifische Suggestionen angeboten, die die Verdauungstätigkeit nachweislich beeinflussen.*

Die Bauchhypnose, ist eine hypnotherapeutische Interventionsform, die speziell für die Behandlung funktioneller Bauchbeschwerden entwickelt wurde. Häufig werden synonym hierfür auch die Begriffe Bauch-gerichtete oder Darm-fokussierte Hypnose verwendet. Das mit Abstand häufigste funktionelle Beschwerdebild ist das Reizdarmsyndrom, gefolgt vom Reizmagen (funktionelle Dyspepsie) und der Reizblase. Aber auch bei chronisch entzündlichen Darmerkrankungen kommt die Bauchhypnose zum Einsatz, wo sie entzündliche Prozesse reduzieren und die oft simultan bestehenden funktionellen Darmbeschwerden lindern kann. Die Bauchhypnose umfasst in der Regel sieben bis zwölf Sitzungen, die jeweils im Abstand von ein bis zwei Wochen stattfinden. Die Entscheidung, ob sieben oder zwölf Therapiesitzungen durchgeführt werden, richtet sich einerseits nach dem individu-

W.-D. Nagl (✉)
Praxis Dr. Wolf-Dieter Nagl, Mödling, Österreich

W.-D. Nagl, G. Moser, *Bauchhypnose in Theorie und Praxis*,
https://doi.org/10.1007/978-3-662-70440-0_3

ellen Schweregrad der Beschwerden sowie dem sich im Verlauf einstellenden Therapieerfolg, andererseits nach dem Ansatz der jeweiligen Behandlungsprotokolle. Die zwei bisher bekanntesten Behandlungsprotokolle sind das Manchester Protokoll und das North Carolina Protokoll, die im Teil III des Buches noch näher beschrieben werden. Das erste, von Dr. Peter Whorwell in den 80er-Jahren entwickelte Manchester Protokoll sieht zwölf Sitzungen im Wochenabstand vor und somit eine Behandlungsdauer von etwa drei Monaten. Das von Dr. Olafur Palsson 1994 entwickelte North Carolina Protokoll besteht aus sieben, sehr standardisierten Hypnose-Sitzungen, die im ein- bis zweiwöchigen Abstand stattfinden. Das in diesem Buch erstmals vorgestellte Wiener Protokoll besteht aus zehn bis maximal zwölf Sitzungen. Im Rahmen der Hypnose-Sitzungen werden auf den Darm einwirkende Suggestionen vermittelt, die auf das Unterbewusstsein der Patientinnen einwirken und helfen, die Bauchbeschwerden zu lindern und selbst wieder positiven Einfluss auf die eigenen Darmfunktionen zu erhalten.

Bevor wir auf die spezifischen Suggestionen und Wirkbilder der einzelnen Bauchhypnose-Sitzungen eingehen, möchte ich ein Modell des Unterbewusstseins vorstellen, das dazu dienen soll, die Wirkweise der Bauchhypnose besser verstehbar zu machen.

3.1 Was ist Hypnose und wie wirkt sie?

3.1.1 Ein Modell des Geistes

Da es unterschiedliche Begriffsdefinitionen zu den Bewusstseinsformen des Vorbewussten, Unterbewussten und Unbewussten gibt, diese je nach Literatur teilweise sogar synonym verwendet werden, möchte ich hier ein Modell des Geistes mit entsprechenden Begriffsdefinitionen vorstellen, das aufgrund seiner Einfachheit und neurobiologischen Nachvollziehbarkeit aus meiner Sicht für die praktische Anwendung der Hypnose sehr brauchbar ist. In diesem Zusammenhang sei vorweg gesagt, dass der von mir gewählte Begriff des Unterbewusstseins am ehesten dem entspricht, was laut dem topografischen Modell der Psyche von Sigmund Freud als Vorbewusstes beschrieben wurde.

Aufgrund der Komplexität des Gehirns und des menschlichen Geistes sowie dem nach wie vor unzulänglichen Wissen um die Entität des Bewusstseins, erhebt dieses Modell keinen Anspruch auf Vollständigkeit und bleibt eben ein Modell. Dieses Arbeitsmodell soll eine Grundlage bieten, auf deren Basis die Wirkung der Hypnose auf die Funktionen des Darms erklärbar sein kann. Ich betone hier „kann" denn, so offen muss man es sagen, man weiß nach wie vor nicht, wie die Hypnose im speziellen ihre Wirkung entfaltet. Man weiß lediglich, DASS sie ihre Wirkung entfaltet und die Funktion von Körperzellen beeinflussen kann. Aber wie sie es auf zellulärer Ebene genau tut, ist bis heute ein Rätsel.

Das folgende Modell soll vor allem auch für Patientinnen eine nachvollziehbare Erklärung zum Verständnis un(ter)bewusster Vorgänge bieten und sollte daher im Aufklärungsgespräch vermittelt werden. Dieses Modell orientiert sich an der weitverbreiteten Metapher eines Eisbergs, die den Umfang der bewussten Ebene des Geistes lediglich auf die kleine Spitze eines insgesamt weitaus größeren Eisbergs reduziert. Alles, was von diesem Eisberg nicht sichtbar ist, sprich alles, was sich unterhalb der Wasseroberfläche befindet, stellt das Unterbewusste und Unbewusste dar (s. Abb. 3.1).

Sowohl das Bewusste als auch das Unterbewusste und Unbewusste sind Teile des Geistes. Durch die neurobiologische Brille betrachtet lässt sich der Geist bezeichnen, als die Summe aller elektrischen Impulse, die das Nervensystem in einem Moment verarbeitet. Dabei handelt es sich um eine enorm große Datenmenge, die sich nur schwer quantifizieren lässt. Es kursieren viele Zahlen über die Informationseinheiten, die pro Sekunde vom Gehirn verarbeitet werden, wie auch über das prozentuelle Verhältnis von Bewusstsein zu Un(ter)bewusstsein und ob es ein, fünf oder zehn Prozent sind, die von all den Informationen des Nervensystems ins Bewusstsein gelangen. Diese Debatte wird von dem nachvollziehbaren Wunsch angetrieben, eine genaue Kenntnis über die Größenverhältnisse des bewussten und unterbewussten Geistes zu erlangen, sie steht aber auf keinem wissenschaftlich festem Fundament. Dies begründet sich auch durch die Tatsache, dass ein Nervenimpuls per se noch keine Information darstellt, da es für die Umwandlung eines

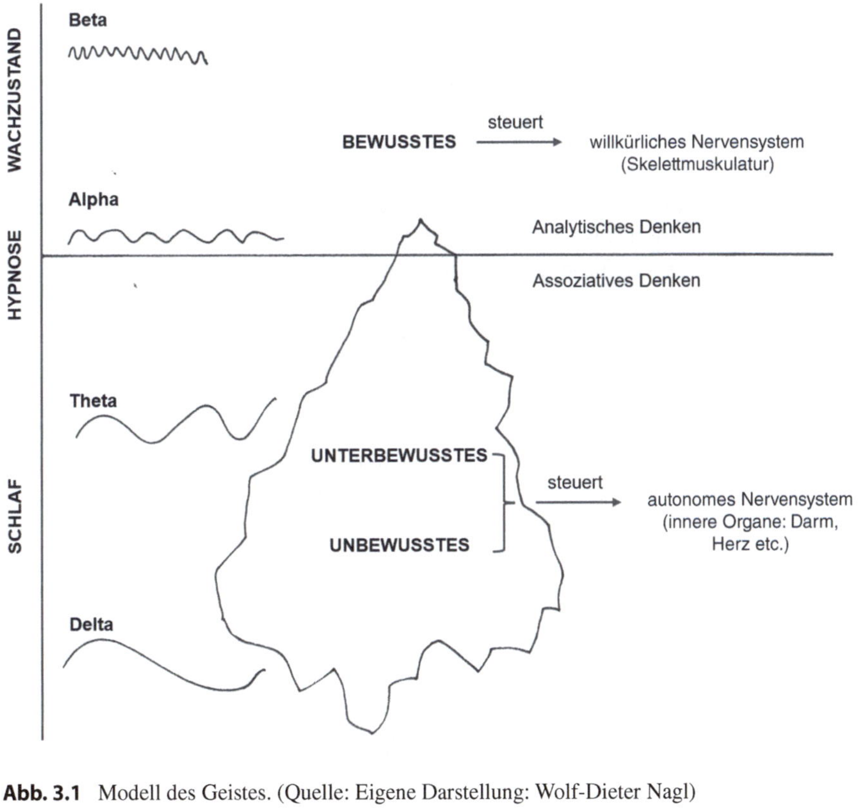

Abb. 3.1 Modell des Geistes. (Quelle: Eigene Darstellung: Wolf-Dieter Nagl)

Nervenimpulses zu einer Information eine Form von Bewusstsein braucht. Und die Entität genau jenes Bewusstseins ist in der Wissenschaft einfach noch unzureichend geklärt. Dennoch lässt sich heute bereits mit Sicherheit sagen, dass ein absoluter Großteil dessen, was das Nervensystem verarbeitet, unterbewusst und unbewusst bleibt, sich also der bewussten Wahrnehmung entzieht.

Wenn man sich den gewaltigen Datenberg des Geistes nun eben vorstellt wie einen Eisberg, so nehmen wir davon lediglich dessen ausgesprochen kleine Eisbergspitze wahr. Der Rest wird unterbewusst und unbewusst verarbeitet. Wie unterscheiden sich nun das Unterbewusste und das Unbewusste voneinander? Das **Unterbewusstsein** beschreibt in diesem Modell alle Informationen, die das Gehirn gerade verarbeitet und die in diesem Moment zwar nicht bewusst sind, die aber potenziell bewusst werden können, wenn man die Aufmerksamkeit darauf richtet. Ein Beispiel: Wenn Sie gerade dieses Buch in Händen halten und es etwas weiter von sich weghalten und betrachten, dann sehen Sie die Seiten dieses Buch und die Zeilen bewusst. Die Zeilen vor Ihnen befinden sich also auf der Eisbergspitze des bewussten Gewahrseins. Aber Ihr Gehirn registriert im peripheren Gesichtsfeld weitaus mehr Dinge als dieses Buch, zum Beispiel Ihre Unterarme. Diese werden gesehen und auf unterbewusster Ebene verarbeitet, sprich unterhalb der Wasseroberfläche. Machen Sie jetzt folgenden Versuch: Bleiben Sie weiterhin mit der gleichen Augenstellung und Blickrichtung auf die Zeilen des Buches ausgerichtet, lenken Sie aber Ihr Gewahrsein auf die Wahrnehmung Ihrer Unterarme. Sie nehmen nun die Unterarme *bewusst* wahr, wenn auch vielleicht nur verschwommen, während das Buch vor Ihnen nun *unterbewusst* verarbeitet wird. Ihre Unterarme sind dabei nach oben auf die Eisbergspitze „gewandert", während die Zeilen des Buches unter die Wasseroberfläche getaucht sind und nun *unterbewusst* weiter verarbeitet werden. Während der Hypnose geschieht ein sehr ähnlicher Prozess: Inhalte des Geistes, die vorher *unterbewusst* verarbeitet wurden, treten durch die Trance an die Oberfläche des Bewusstseins, werden also bildlich gesprochen an die Wasseroberfläche gespült. Dies ist allerdings nur für jene Inhalte des Geistes möglich, die potenziell bewusst werden können.

Es gibt allerdings eine große Anzahl an Verarbeitungsprozessen des Gehirns, die sich stets unserem Bewusstsein entziehen, sprich nie bewusst werden. Dies sind die Inhalte des **Unbewussten**. Das *Unbewusste* beschreibt also alle Inhalte des Geistes, sprich alle Impulse, die das Gehirn gerade verarbeitet, die niemals bewusst werden. Solche Informationen sind zum Beispiel die aktuelle Körpertemperatur, der Säuregehalt des Blutes, aber auch viele unbewusst ablaufende Denkoperationen. All das wird vom Gehirn registriert und gesteuert, entzieht sich aber stets dem Bewusstsein. Selbst wenn man die eigene Aufmerksamkeit noch so sehr nach innen fokussiert, um diese Informationen wahrzunehmen, werden diese Inhalte des Geists dennoch stets verborgen bleiben. Diese unbewussten Prozesse können daher per definitionem nicht direkt erlebt werden. Dennoch spielen sie eine bedeutende Rolle in unserem Leben, da sie permanent zu unterbewussten, wie auch bewussten Erfahrungen beitragen. Neben diesen drei Ebenen des Geistes gibt es drei zentrale Bewusstseinszustände, die für das Verständnis und die praktische Anwendung der Bauchhypnose eine wesentliche Rolle spielen.

3.1.2 Drei zentrale Bewusstseinszustände

1. **Der Schlaf**

In den Tiefschlafphasen befindet sich der gesamte Eisberg vollständig unterhalb der Wasseroberfläche, sprich keine Informationen des Nervensystems werden mehr bewusst wahrgenommen. In diesen Phasen erzeugt das Gehirn nur sehr niederfrequente Hirnströme, die Deltawellen. Deltawellen bilden das langsamste Frequenzband und beschreiben Gehirnfrequenzen zwischen 0,1 und 3,9 Hz (Hertz = Schwingung pro Sekunde) (Bear et al. 2009). Wenn die Gehirnfrequenzen sich etwas beschleunigen und in den Thetabereich zwischen 4–7,9 Hz übergehen, wird der Schlaf oberflächlicher. Diese Schlafphase ist stark mit den Traumphasen assoziiert. Die ersten Inhalte des Geistes werden bewusst, wenn auch in einem noch sehr unterbewussten Verarbeitungsmodus. Die Eisbergspitze beginnt also ein kleines Stück aufzutauchen. In den intensiven Traumphasen, den REM(Rapid-Eye-Movement)-Phasen kommt es zu hoher geistiger Aktivität, bei gleichzeitiger Lähmung der Skelettmuskulatur, die vom willkürlichen Nervensystem gesteuert wird. Der physiologische Sinn dahinter dürfte darin liegen, dass im Traum erlebte Erfahrungen nicht körperlich ausagiert werden, was je nach Trauminhalt intensive Bewegungsmuster, mitunter sogar Selbstverletzung zur Folge haben könnte. Man kann also sagen, dass im Schlaf, wenn wir träumen, „das Tor" zum willkürlichen Nervensystem verschlossen ist.

Wenn die Gehirnfrequenzen noch weiter ansteigen und in den Alphawellenbereich zwischen 8–15 Hz übergehen, taucht die Eisbergspitze vollständig auf. Es kommt zum Erwachen aus dem Schlaf. Das Gehirn wechselt in einen wachbewussten, aber sehr ruhigen Entspannungsmodus. Wenn man nun die Augen öffnet und die Aufmerksamkeit nach außen richtet, beginnt das Gehirn all die Informationen der Außenwelt zu verarbeiten, die über die Sinnesorgane vermittelt werden, woraufhin sich die Gehirnströme ein weiteres Mal beschleunigen und in den Betafrequenzbereich, oberhalb von 15 Hz, übergehen. Dies ist der Modus des üblichen Wachzustandes.

2. **Der übliche Wachzustand**

Das dominierende Vorhandensein von Betafrequenzen im Gehirn spiegelt also den üblichen Wachzustand wider. Dabei ragt die Eisbergspitze, also der Anteil bewusster Wahrnehmung in ihrem gesamten Umfang aus dem Wasser empor. Im Zustand des wachen Alltagsbewusstseins ist die Aufmerksamkeit meist nach außen gerichtet und die Außenwelt sowie die Aktivität des rational-denkenden Verstandes binden den Großteil der bewussten Wahrnehmungskapazität. Der Zugang zu unterbewussten Inhalten des Geistes ist reduziert. „Das Tor zum willkürlichen Nervensystem" ist geöffnet, wodurch bewusste Bewegungen des Rumpfes und der Extremitäten möglich sind. „Das Tor zum autonomen Nervensystem" hingegen ist geschlossen, wodurch die Aktivität der inneren Organe, wie etwa der Verdauungsorgane, einer willentlichen Beeinflussung nicht zugänglich ist. Dies ändert sich im Rahmen der hypnotisch induzierten Trance.

3. Die Trance

Hypnose bezeichnet das Prozedere, mit welchem gezielt ein gewünschtes Tranceerleben erreicht wird. Die Hypnose ist somit der Weg in den Zustand der Trance. In Trance ist die Aufmerksamkeit fokussiert auf einen bestimmten Wahrnehmungsinhalt gerichtet (z. B. auf ein Pendel oder auf den eigenen Atembewegungen etc.) und die Welt rund herum tritt in den Hintergrund. Im Rahmen der hypnotischen Trance wird dieser fokussierte Aufmerksamkeitszustand mit Entspannungssuggestionen verknüpft. Durch die zunehmende Entspannung beginnen sich die Gehirnfrequenzen abzusenken und es kommt zum vermehrten Auftreten von Alphawellen im EEG (Revenstorf und Peter 2015). Das assoziative und bildhafte Denken wird aktiviert, das rationale, analytische Denken heruntergefahren.

Im Bild der Eisbergmetapher gesprochen, verlässt die hypnotisierte Person (im bewussten Zustand) die Ebene des üblichen Wachzustandes und taucht unter die Wasseroberfläche, um direkt mit dem Unterbewusstsein in Kontakt zu treten. Hypnose lässt sich somit beschreiben, als das direkte In-Kontakt-Treten des Wachbewusstseins mit dem Unterbewusstsein. Dabei treten das alltagsübliche rationale Denken und die Außenwelt in den Hintergrund der Wahrnehmung, während unterbewusste Inhalte, sprich inneres, bildhaftes und emotionales Erleben in den Vordergrund der Wahrnehmung rücken. Es kommt also zu einer Neuorientierung der Aufmerksamkeit im Sinne einer Drehbewegung der Bewusstseinsinhalte (s. Abb. 3.2).

Der Bewusstseinszustand der hypnotisierten Person (Hypnotisand) dreht sich dabei vom üblichen Wachzustand in den Zustand der Trance hinein. Durch die Suggestionen der Hypnotiseurin bzw. Hypnotherapeutin entstehen dabei lösungsorientierte Bilder, die zu neuartigen Erfahrungen führen. Sehr trefflich wird die Hypnose im Lehrbuch „Hypnose in Psychotherapie, Psychosomatik und Medizin“ von Dr. Burkhard Peter wie folgt beschreiben: *„Hypnose ist die Kunst, eine alternative Wirklichkeit zu konstruieren, welche die hypnotisierte Person möglichst lange und intensiv als „wirkliche“ Wirklichkeit erlebt, bis sie in ihr genügend neue Er-*

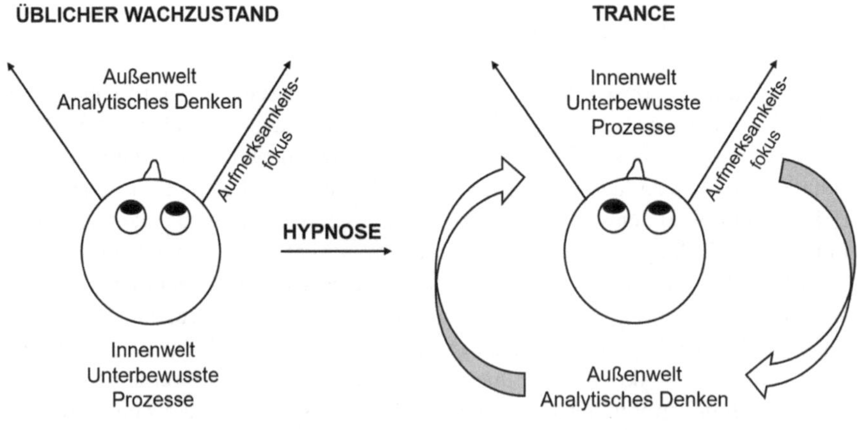

Abb. 3.2 Wachzustand vs. Trance. (Quelle: Eigene Darstellung: Wolf-Dieter Nagl)

fahrungen macht und diese in ihre „normale" Wirklichkeit implementieren konnte, sodass sich hier (therapeutisch bedeutsame) Veränderungen ergeben" (Revenstorf und Peter 2015).

Die Intention der Bauch-gerichteten Hypnose besteht genau darin, den Patientinnen eine neue und wünschenswerte Wirklichkeit erleben zu lassen, nämlich die eines ruhigen, normal funktionierenden Darms und das damit einhergehende Wohlbefinden. Sehen wir uns nun an, wie sich diese alternative Wirklichkeit im Rahmen der einzelnen Bauchhypnose-Sitzungen konstruieren und sich deren Wirkung erklären lassen kann.

3.1.3 Die Wirkweise Bauch-gerichteter Suggestionen

Die Bezeichnung „Bauchhypnose" rührt daher, dass in den Sitzungen auf den Bauch ausgerichtete Suggestionen vermittelt werden, die sehr spezifisch auf den Darm und die Verdauung einwirken, sowie die Empfindungen aus den Bauchorganen modulieren sollen. Die Suggestionen, die im Rahmen der Bauchhypnose gegeben werden, sollen folgende Inhalte bzw. Effekte vermitteln:

- Ruhe, Wärme und Rhythmus
- Entspannung und Harmonie
- Beeinflussbarkeit der Darmfunktionen
- Vertrauen in den eigenen Körper
- den Glauben an Veränderung
- die direkte Erfahrung eines Wohlbefindens im Bauch

Der Körper reagiert auf innere Bilder

Die Wirkung der Bauchhypnose kann sich nach heutigem Erkenntnisstand aufgrund von zwei spezifischen Wirkfaktoren erklären lassen. Ein Teil der positiven Wirkung wird allein durch die Entspannung im Rahmen der hypnotischen Trance erzeugt. Durch die Erhöhung des Vagotonus, sprich die Aktivierung des parasympathischen Nervensystems, kommt es automatisch zu einer verbesserten Durchblutung der Bauchorgane und einer Anregung der Darmtätigkeit. Diese lässt sich meist schon während der Trance-Einleitung beobachten, wo es häufig zu einem vermehrten und hörbaren Auftreten von Darmgeräuschen, sprich Glucksen im Bauch kommt.

Praxistipp

Da Darmgeräusche, die während der Hypnose auftreten den Patientinnen häufig unangenehm sind und sich manche dafür schämen, sollten hörbare Darmgeräusche stets von den Behandelnden angesprochen und im Sinne der Trance utilisiert werden. Zum Beispiel in dem man sagt: *„Und während Sie sich entspannen, können sich auch die Muskeln im Inneren spürbar und hörbar entspannen. Manchmal als ein Glucksen im Bauch wahrnehmbar, als Zeichen dafür, dass die Dinge im Inneren in Bewegung kommen, sich verändern und sich die Ruhe mehr und mehr auch im Bauch sammelt."* ◀

Allerdings lässt sich die positive Wirkung der Bauchhypnose durch den Effekt der reinen Entspannung nicht erklären. Studien zum Reizdarmsyndrom, die die Wirksamkeit der Bauchhypnose im Vergleich zu reinen Entspannungstechniken untersuchen, belegen die eindeutige Überlegenheit der Bauchhypnose gegenüber den reinen Entspannungstechniken ohne darmwirksame Suggestionen (Black et al. 2020). Wie kann man sich nun also die spezifische Wirkung bauchfokussierter Suggestionen erklären? Das Grundprinzip lässt sich folgendermaßen darstellen: Die Darmtätigkeit unterliegt wie bereits erwähnt der Steuerung des autonomen Nervensystems (s. Medizinische Infobox).

Medizinische Infobox: Das Autonome Nervensystem (ANS)
Im Gegensatz zum willkürlichen Nervensystem, das die Rumpfmuskulatur und die Extremitäten steuert und sich willentlich, sprich auf Befehl ansteuern lässt, agiert das ANS unwillkürlich, sprich autonom. Das ANS steuert alle inneren Organe und regelt dabei die Höhe des Herzschlags und der Atemfrequenz, die Tätigkeit der Hormondrüsen, beeinflusst die Aktivität des Immunsystems, regelt den Blutdruck und auch die Verdauungstätigkeit. Das ANS hat prinzipiell die Aufgabe, den Körper immer an die Situation anzupassen, in der er sich gerade empfindet. Da der Körper beispielsweise gänzlich unterschiedliche Dinge leisten muss, ob man gerade eine Runde joggen geht oder eine schwere Mahlzeit zu sich nimmt, besteht das ANS aus zwei Gegenspielern: Sympathikus und Parasympathikus. Der Sympathikus lässt sich vereinfacht gesprochen wie ein Gaspedal verstehen. Wenn der sympathische Teil des ANS aktiviert wird, dann steigt die Herzfrequenz, die Atemfrequenz, der Blutdruck und die Durchblutung der Verdauungsorgane nimmt ab, während die Skelettmuskultur stärker durchblutet wird und sich anspannt. Der Körper bereitet sich auf die Flucht-Kampf- oder Erstarrungsreaktion vor. Unter dem Einfluss des Parasympathikus, dem Bremspedal, sinken die Herzfrequenz, die Atemfrequenz und der Blutdruck und die Verdauungsorgane werden wieder besser durchblutet und die Verdauungstätigkeit angeregt. Generell lässt sich sagen, dass der Parasympathikus für Entspannung und den Aufbau der Energiereserven sorgt, während das sympathische Nervensystem die Energiereserven verbraucht.

Das autonome Nervensystem (ANS) lässt sich zwar nicht willentlich, sprich auf Befehl, beeinflussen und ansteuern, allerdings reagiert das ANS auf innere Bilder und Vorstellungen. Genau diese, werden im Rahmen der Suggestionen angeboten und im Geiste der Patientin „umgesetzt". Um dies zu veranschaulichen, lade ich Sie ein, eine kleine Übung zu machen:

„Heben Sie jetzt Ihren linken Arm." Da die Kontrolle über Ihren Arm der Steuerung des willkürlichen Nervensystems unterliegt und Sie dieses willentlich ansteuern können, ist es Ihnen vermutlich mühelos gelungen, Ihren Arm auf Befehl zu heben. Die Verdauungstätigkeit lässt sich allerdings nicht auf die gleiche Weise willkürlich beeinflussen. Versuchen Sie es selbst: „Aktivieren Sie bitte jetzt Ihre Speicheldrüsen und lassen Sie Speichel fließen!“

In der Regel gelingt das nicht so leicht. Wenn es Ihnen doch gelungen ist, dann haben Sie vermutlich bereits automatisch ein inneres Bild erzeugt, um den Speichel fließen zu lassen. Wenn nicht, dann lade ich Sie jetzt zu folgender Übung ein, die Ihnen veranschaulichen soll, wie Sie durch das Erzeugen einer Vorstellung im Geiste die Speichelproduktion willentlich aktivieren können, obwohl diese eigentlich vom ANS unwillkürlich gesteuert wird.

Machen Sie dafür folgende Übung:

Zitronenübung

Schließen Sie für einen Moment Ihre Augen und stellen Sie sich vor, dass Sie eine große, saftig-gelbe Zitrone in einer Ihrer Hände halten. Spüren Sie in die Vorstellung hinein, wie schwer diese Zitrone wiegt, wenn Sie Ihre Hand ganz locker nach oben und nach unten schwenken. Spüren Sie nach, wie sich die glatte Oberfläche der Zitronenschale anfühlen würde und welche Temperatur sie hat. Führen Sie jetzt die Zitrone zu Ihrer Nase und riechen Sie daran. Jetzt stellen Sie sich vor, Sie würden in Ihre Küche gehen und diese Zitrone auf ein Schneidbrett legen. Schneiden Sie jetzt mit einem scharfen Küchenmesser die Zitrone in zwei Hälften. Vielleicht können Sie wahrnehmen, wie etwas von dem sauren Zitronensaft aus den Schnittflächen herausspritzt und auf das Schneidbrett läuft. Jetzt führen Sie beide Zitronenhälften mit den feuchten Schnittflächen noch einmal an Ihre Nase und riechen Sie diesen noch viel intensiveren Geruch des Zitronensaftes. Jetzt schließen Sie in der Vorstellung Ihre Augen, öffnen Sie den Mund und pressen Sie den gesamten Inhalt beider Hälften in Ihren Mund. Spüren Sie diesen sauren Geschmack und wie sich Ihre Gesichtsmuskulatur aufgrund der Säure zu einer Grimmasse verzieht.

Die meisten Menschen erleben bei Durchführung dieser Übung, dass Speichel zu fließen beginnt bzw. es im Bereich der Speicheldrüsen der Wangen und unter dem Kiefer zu ziehen oder kribbeln beginnt. Wenn das auch bei Ihnen der Fall war, dann haben Sie gerade Ihre Speicheldrüsen aktiviert, allerdings nicht unmittelbar und auf Befehl wie beim Heben Ihres linken Armes, sondern durch das Erzeugen eines inneren Bildes.

Diese Erfahrung ist wichtig, um am eigenen Leib zu erleben, dass sich Verdauungsorgane sehr wohl beeinflussen und aktivieren lassen. Diese Übung sollte daher auch ein fixer Bestandteil im Rahmen des Hypnose-Aufklärungsgesprächs sein, um die Patientinnen selbst erleben zu lassen, dass sie tatsächlich eine ihrer Verdauungsfunktionen beeinflussen können. Durch diese Erfahrung erleben sie bezüglich ihrer Verdauung womöglich das erste Mal seit langem wieder eine Form der Selbstwirksamkeit. Sie fördert außerdem die positive Therapieerwartung und das Vertrauen in die Wirksamkeit der Hypnose. Dies ist eine wesentliche Voraussetzung für das sich-Einlassen auf die Hypnose und das Vertrauen in die Wirkkraft innerer Bilder. Die Zitronenübung dient den Patientinnen dazu, einen ersten Einblick zu bekommen, auf welche Weise die Bauchhypnose wirksam wird. Andererseits bietet sie der Therapeutin die Möglichkeit zu sehen, wie suggestibel die jeweilige Patientin ist und ob und wie gut sie sich auf die innere Vorstellungwelt einlassen kann.

Praxistipp

Wenn es einer Patientin an dieser Stelle nicht gelingt, ihren Speichelfluss zu aktivieren, dann lässt sich das Vertrauen in die Hypnose dennoch gewinnen, in dem man etwa Folgendes sagt: *„Sehen Sie, so leicht lassen sich die Verdauungsorgane eben nicht beeinflussen. Das ist der Grund, warum man das in Hypnose macht, wo man die Augen schließt und in einen tiefen Entspannungszustand geht. Denn je mehr Sie in Trance sind, desto lebhafter werden diese inneren Bilder und desto stärker entfalten sie ihre Wirkung auf den Körper"*.

Diese Erklärung ist nicht etwa erfunden oder eine reine Suggestion, um die Patientin von der Hypnose zu überzeugen. Sie entspricht vielmehr den Tatsachen und hilft der Patientin, nicht den Mut zu verlieren. Es soll verhindert werden, die Patientin unbeabsichtigt in ihrer möglichen Überzeugung zu bestätigen, dass bei ihr eben nichts funktioniert und dass auch diese Übung „wie zu erwarten" nicht geklappt hat. ◀

Die Wirkung darmspezifischer Suggestionen im Rahmen der Bauchhypnose könnte sich eben dadurch erklären lassen, dass sich spezifische Organe und Zellfunktionen durch spezifische Bilder beeinflussen lassen. So, wie die Vorstellung einer Zitrone die Speicheldrüsen aktiviert, lässt sich beispielsweise durch durchblutungsfördernde Suggestionen im Rahmen des autogenen Trainings nachweislich die Körpertemperatur der Hände verändern (Keefe et al. 1980). Und genauso hat sich gezeigt, dass bestimmte Vorstellungsbilder auch bestimmte Funktionen der Darmtätigkeit positiv beeinflussen können. Sehen wir uns nun genauer an, welche Bilder das konkret sind.

Das Wirkprinzip bauchfokussierter Suggestionen

Die Suggestionen und Vorstellungsbilder, die im Rahmen der Bauchhypnose vermittelt werden, lassen sich einteilen in allgemeine, sprich darmunspezifische Suggestionen und bauchwirksame, darmspezifische Suggestionen.

A. **Allgemeine, darmunspezifische Suggestionen**

   1. **Entspannungs-Suggestionen**

      Diese dienen den Patientinnen dazu, das körperliche und mentale Erregungsniveau herabzusenken. Wie bereits oben beschrieben hilft die Erhöhung des Vagotonus, sprich die Aktivierung des parasympathischen Nervensystems dabei zu entspannen und die viszerale Durchblutung zu fördern. Durch die Suggestionen wird vermittelt „loszulassen" und die muskuläre Anspannung im Körper zu reduzieren. Ein Beispiel: *„… und während Sie meine Stimme hören und der Atem von allein fließt, kann alles abfließen was nicht gebraucht wird, … können sich die Muskeln mit jedem Ausatmen immer noch tiefer entspannen, … ganz weich werden, … darf alles genauso so sein, wie es jetzt gerade ist."*

2. **Ich-stärkende Suggestionen**
   Diese dienen dem Zweck, wieder Vertrauen in den eigenen Körper und die eigenen mentalen Ressourcen zu erlangen. Sie sollen den Glauben an eine Veränderung aktivieren und bestärken. Anleitungen, sich selbst anzunehmen, fördern den Selbstwert und das Selbstmitgefühl. Ein Beispiel: „*... und während Sie hier liegen, erledigt Ihr Unbewusstes unzählige Aufgaben ... geschehen unendlich viele Prozesse, ohne Ihr Zutun. Denn in all den Zellkernen ist der gesamte Bauplan des Lebens gespeichert ... und so, wie aus zwei winzigen Zellen ein ganzer Körper entstanden ist, weiß der Körper auch, wie er Heilung und Veränderung vollziehen kann ... zu jedem Zeitpunkt ... auch wenn Sie nicht daran denken.*"

   Oder: „*... so können Sie sich heute erlauben, einfach einmal nur zu sein ... nichts leisten zu müssen ... alle Gedanken und Empfindungen dürfen kommen und gehen ... alles darf heute da sein, genauso wie es ist. Der gegenwärtige Moment ist gut, so wie er ist, und Sie sind gut, so wie Sie gerade sind ... mit all Ihren Fähigkeiten und besonderen Qualitäten, die auch andere an Ihnen schätzen.*"

B. **Darmspezifische Suggestionen**

1. **Naturerlebnisse**
   Hierbei werden beruhigende Erlebnisse in der Natur angeleitet und Vorgänge der Natur kohärent mit Darmfunktionen verknüpft. Ein Beispiel aus der Sitzung **„Der Baum"**: „*... und während Sie diesen schönen Laubbaum erkunden, betrachten Sie seine kräftigen Wurzeln, die tief ins Erdreich hinabführen und dort verschwinden ... wo sie all die Nährstoffe aus dem Boden aufnehmen, ähnlich den feinsten Blutgefäßen in Ihrem Darm, die alles resorbieren und aufnehmen ... unterhalb der Wahrnehmung, ganz von selbst, spielerisch, tief im Inneren ... ohne dass Sie sich darum zu kümmern bräuchten ... gar nicht wahrnehmbar.*"
2. **Modulierende Suggestionen**
   Diese Suggestionen vermitteln Bilder, die die eigene Beeinflussbarkeit der Darmfunktionen und der Empfindungen aus dem Bauch zum Inhalt haben. Ein Beispiel aus der Sitzung **„Die helfende Hand"**: „*... und während Ihre Hand fürsorglich auf dem Bauch liegt, lassen Sie die ganze Wärme der Hand hinunter auf die Bauchdecke strahlen ... und durch die Bauchdecke hindurch ... und die Wärme strahlt in den Bauch ein, woraufhin sich alles im Inneren beruhigt ... ganz weich und entspannt wird. Und Sie lassen diese beruhigende Wärme überall dorthin strömen, wo sie gebraucht wird ... sorgen für immer mehr Ruhe und Dämpfung. Und weil Sie die Energie des Geistes dorthin lenken, nimmt Ihre Fähigkeit mehr und mehr zu, wohltuende und beruhigende, fürsorgliche Signale in den Bauch zu senden.*"

Die allgemeinen, darmunspezifischen Suggestionen können zu jedem Zeitpunkt, im gesamten Verlauf der Hypnose-Sitzung angeboten und „eingestreut" werden. Die darmspezifischen Suggestionen stellen hingegen das „Zentrum" der jeweiligen Hypnose-Sitzung dar. Sie bieten den inhaltlichen Rahmen, in welchem sämtliche Wirksuggestionen, allgemeine wie darmspezifische, angeboten und miteinander verknüpft werden.

Ein Beispiel aus der Sitzung **„Der Baum"**: Das Erleben eines Baumes stellt den Rahmen der Sitzung bereit. Die natürlichen Vorgänge innerhalb des Baumes und rund um ihn (das Resorbieren von Nährstoffen und Wasser durch die Wurzeln, das Loslassen der welken und braunen Blätter im Herbst, das Eingebunden sein in die Umwelt rundherum etc.) sind die Grundlage für die darmspezifischen Suggestionen, die kohärent mit Körperfunktionen verknüpft werden („*… auch der Darm in Ihrem Inneren resorbiert ständig Nährstoffe und Wasser … auch Sie haben die Fähigkeit Altes loszulassen*" usw.).

Das Bild des Baumes liefert aber auch den Rahmen für allgemeine (entspannende und Ich-stärkende) Suggestionen: „*Der Baum steht schon lange an diesem Platz, trotzt all den Stürmen, die er erlebt hat … ist verwurzelt mit der Erde … entwickelt sich immer weiter … so wie auch Sie schon stürmische Zeiten erlebt haben und sich immer weiterentwickeln …*"

Auf diese Weise hat jede einzelne Bauchhypnose-Sitzung ein spezielles Thema, sprich einen thematischen Rahmen (Baum, Fluss, Raum der Möglichkeiten etc.), innerhalb dessen darmspezifische und allgemeine Suggestionen angeboten werden.

Sehen wir uns nun an, wie der zeitliche Ablauf der einzelnen Sitzungen gestaltet ist und was es sonst noch für die praktische Umsetzung der Bauchhypnose im Einzel- wie im Gruppensetting braucht.

Literatur

Bear M, Connors B, Paradiso M (2009) Neurowissenschaften. Springer Spektrum, Berlin/Heidelberg

Black C, Thakur E, Houghton L et al (2020) Efficacy of psychological therapies for irritable bowel syndrome: systematic review and network metaanalysis. Gut 69:1441–1451

Keefe F, Surwit R, Pilon R (1980) Biofeedback, autogenic training, and progressive relaxation in the treatment of Raynaud's disease: a comparative study. J Appl Behav Anal 13:3–11

Revenstorf D, Peter B (2015) Hypnose in Psychotherapie, Psychosomatik und Medizin, 3. Aufl. Springer, Berlin/Heidelberg

Teil II

Praxis

► *Der folgende Abschnitt beinhaltet sämtliche Informationen, die für die praktische Durchführung der Bauchhypnose wichtig sind. Es werden die jeweiligen Behandlungsprotokolle und deren Ablauf vorgestellt und die Durchführung des Erstgesprächs detailliert beschrieben. Die acht fertigen Manuskripte helfen als handfeste Vorlage, um mit der therapeutischen Anwendung der Bauchhypnose beginnen zu können.*

Der Ablauf der Bauchhypnosesitzungen

4

Wolf-Dieter Nagl

Zusammenfassung

In den letzten 40 Jahren haben sich konkrete Abläufe einzelner Hypnosesitzungen herauskristallisiert, die nachweislich positive Effekte bei der Behandlung von funktionellen wie auch entzündlichen Darmerkrankungen aufweisen – die Bauchhypnose-Protokolle. Mit dem hier vorgestellten Wiener Protokoll sollen die Vorzüge der bisherigen Protokolle vereint und auf Basis neuer wissenschaftlicher Erkenntnisse um neue Behandlungsansätze erweitert werden. Dabei wird auch auf die Vor- und Nachteile von Einzel- und Gruppensitzungen eingegangen.

► *In den letzten 40 Jahren haben sich konkrete Abläufe einzelner Hypnosesitzungen herauskristallisiert, die nachweislich positive Effekte bei der Behandlung von funktionellen wie auch entzündlichen Darmerkrankungen aufweisen – die Bauchhypnose-Protokolle. Mit dem hier vorgestellten Wiener Protokoll sollen die Vorzüge der bisherigen Protokolle vereint und auf Basis neuer wissenschaftlicher Erkenntnisse um neue Behandlungsansätze erweitert werden. Dabei wird auch auf die Vor- und Nachteile von Einzel- und Gruppensitzungen eingegangen.*

W.-D. Nagl (✉)
Praxis Dr. Wolf-Dieter Nagl, Mödling, Österreich

W.-D. Nagl, G. Moser, *Bauchhypnose in Theorie und Praxis*,
https://doi.org/10.1007/978-3-662-70440-0_4

4.1 Bauchhypnose-Protokolle

Im Laufe der letzten Jahrzehnte wurden hypnotherapeutische Behandlungsschemata für die Therapie funktioneller gastrointestinaler Erkrankungen entwickelt, die eine jeweils spezifische Anzahl und Abfolge an Hypnosesitzungen vorsehen. Das erste Bauchhypnose-Protokoll für Reizdarm-Betroffene wurde Anfang der 1980er-Jahre von Dr. Peter Whorwell in Manchester entwickelt und nennt sich daher **Manchester-Protokoll**. Die Idee und das Ziel der Behandlung bestanden darin, die Patientinnen in regelmäßigen Sitzungen in einen tiefen Entspannungszustand zu versetzen und ihnen zu ermöglichen, durch Suggestionen selbst wieder die Kontrolle über ihre Darmfunktionen zu erhalten, anstatt von ihnen kontrolliert zu werden. Die erste Studie zur Wirksamkeit der Bauchhypnose wurde 1984 im *Lancet* veröffentlicht (Whorwell et al. 1984).

Das Manchester-Protokoll besteht aus 12 Hypnosesitzungen, die im Abstand von einer Woche erfolgen sollen. Daraus ergibt sich eine Behandlungsdauer von 3 Monaten. Die ersten beiden Sitzungen haben Ich-stärkende Suggestionen zum Inhalt, während ab der 3. Sitzung auch darmspezifische Suggestionen zum Einsatz kommen und ab der 6. Sitzung die genussvolle Nahrungsaufnahme zum Inhalt gemacht wird. Über diesen groben Ablauf hinaus gibt es beim Manchester-Protokoll wenig Vorgaben zum Inhalt der einzelnen Sitzungen, d. h. keine konkreten Manuskripte für dessen Durchführung.

1994 entwickelte Dr. Olafur Palsson ein weiteres Therapieschema für die Behandlung des Reizdarmsyndroms, das ebenfalls nach seinem Entstehungsort benannt wurde: **North-Carolina-Protokoll**. Dieses sieht lediglich 7 Bauchhypnosesitzungen vor, im Rahmen derer die Therapeutinnen jedoch angehalten werden, sich sehr strikt an den Wortlaut der dafür vorgesehenen Manuskripte zu halten. Vor diesen 7 Bauchhypnosesitzungen werden häufig auch noch 1–2 allgemeine Entspannungshypnosen durchgeführt. Die Sitzungen finden für gewöhnlich im 2-wöchigen Abstand statt, wobei zwischen den Sitzungen maximal 3 Wochen liegen sollen. Die Behandlungsdauer umspannt somit ebenfalls etwa 3 Monate, wie beim Manchester-Protokoll.

Manchester, North Carolina oder Wien?
Beide bisher beschriebenen Behandlungsprotokolle haben aus unserer Sicht sowohl Vorteile als auch Nachteile und werden weiter unten noch detaillierter in ihrem Ablauf beschrieben.

Die Möglichkeit, die einzelnen Sitzungen sehr individuell zu gestalten, wie es beispielsweise im Manchester-Protokoll umgesetzt wird, empfinden wir als einen Vorteil, weil es den Behandelnden erlaubt, ihren individuellen hypnotherapeutischen wie sprachlichen Stil einzubringen. Außerdem bietet dieses Vorgehen auch die Möglichkeit, auf die Beschwerden der Patientinnen individueller einzugehen. Da bislang allerdings kaum Manuskripte für die konkrete Durchführung der einzelnen Sitzungen des Manchester-Protokolls vorliegen, fällt es vielen Therapeutinnen mit noch wenig Bauchhypnose-Erfahrung anfänglich schwer, mit der Arbeit zu beginnen.

Diesbezüglich sehen wir im North-Carolina-Protokoll wiederum einen Vorteil. Sowohl die geringere Anzahl an Sitzungen als auch die sehr wörtliche und texttreue Anwendung der Manuskripte des North-Carolina-Protokolls erleichtern Anfängerinnen wohl den Einstieg in die hypnotherapeutische Arbeit und bieten den Vorteil eines sehr standardisierten Vorgehens.

Aus diesen Überlegungen heraus schlagen wir hier ein therapeutisches Vorgehen vor, das versucht, die Vorzüge aus beiden Protokollen zu vereinen. Um der Tradition der Protokoll-Namensgebung gemäß seinem Entstehungsort Folge zu leisten, haben wir dem folgenden Therapieschema und seinen entsprechenden Manuskripten den Namen **Wiener Protokoll** gegeben.

4.1.1 Das Wiener Protokoll

Das Wiener Protokoll, das mit diesem Buch erstmals veröffentlicht wird, sieht 10 Hypnosesitzungen vor, die je nach Bedarf auf bis zu 12 Sitzungen ausgeweitet werden können. In Ausnahmefällen (organisatorische Gründe oder krankheitsbedingte Terminausfälle) kann auch eine Anzahl von lediglich 8 Sitzungen vertretbar sein, allerdings ist anzumerken, dass ein nachhaltiger Therapieerfolg bislang nur für einen Behandlungsumfang von 10–12 Sitzungen wissenschaftlich belegt ist (siehe hierzu auch Kap. 2). Bei weniger als 10 durchgeführten Sitzungen sollte insbesondere auf die Möglichkeit bzw. Sinnhaftigkeit von Auffrischungssitzungen hingewiesen werden, um den langfristigen Therapieerfolg zu garantieren.

Aufbau des Wiener Protokolls
Der Ablauf der Sitzungen ist so aufgebaut, dass er dem gut untersuchten Prinzip des Manchester-Protokolls Rechnung trägt. Demnach entspricht die erste Sitzung einer Einführungssession, in welcher der Patientin die Ursache für ihr Beschwerdebild sowie die Wirkweise der Hypnose genau erklärt werden. Im Rahmen der ersten Sitzung erfolgt dann eine erste Entspannungshypnose („**Der sichere Ort**"), damit die Patientin die Methode kennenlernt und Vorurteile gegenüber der hypnotherapeutischen Methode ausgeräumt werden können. Im Rahmen der zweiten und Ich-stärkenden Sitzung „**Der Baum**" werden bereits die ersten darmspezifischen Suggestionen angeboten. Es folgen weitere Sitzungen, die als thematischen Rahmen entweder Naturbilder („**Auf der Blumenwiese**", „**Der Fluss**") oder modulierende Suggestionen („**Die helfende Hand**", „**Der Raum der Möglichkeiten**", „**Im Pool der Entspannung**") zum Inhalt haben. Ab der fünften Sitzung besteht die Möglichkeit, die genussvolle Nahrungsaufnahme zu suggerieren („**Speisen am Meer**").

Um den Einstieg in das therapeutische Arbeiten zu erleichtern, wurden zu den ersten acht Sitzungen fertige Manuskripte verfasst (Kap. 7).

Details zum Ablauf
Die **Sitzungen 1 und 2** („Der sichere Ort" und „Der Baum") sollen standardisiert nach diesem Ablauf erfolgen.

Die Anleitung **genussvoller** und symptomfreier **Nahrungsaufnahme** sollte **frühestens ab der 5. Sitzung** erfolgen. Da von vielen Patientinnen mit funktionellen Bauchbeschwerden die Nahrungsaufnahme meist unangenehm und symptombehaftet erlebt wird, sollten diese suggestiven Bilder erst zu diesem etwas späteren Zeitpunkt des Behandlungsprotokolls erfolgen. Damit Suggestionen wirken können, müssen sie für die Patientin vorstellbar sein und als realisierbar erscheinen. Dies ist bei Bildern der Nahrungsaufnahme in den ersten Sitzungen meist noch nicht der Fall, weil das Vertrauen in den Körper oft noch nicht gegeben ist. Die ersten positiven Effekte der Bauchhypnose stellen sich meist zwischen der dritten und fünften Sitzung ein. Wenn dies der Fall ist, lässt sich auf diesen positiven Erfahrungen aufbauen und jetzt mit den Bildern der Nahrungsaufnahme beginnen.

Abgesehen von dieser klaren Vorgabe ist die zeitliche **Abfolge der anderen Sitzungen frei wählbar**. Die Entscheidung, ob in der jeweils aktuellen Sitzung die Modulation von bestimmten Darmfunktionen im Vordergrund stehen soll oder das entspannte Erleben von Naturbildern, obliegt der Therapeutin und richtet sich auch nach der Präferenz bzw. der Symptomatik der jeweiligen Patientin.

Mit dieser Vorgehensweise des Wiener Protokolls möchten wir dem häufig bestehenden Wunsch der Hypnotherapeutinnen nachkommen, einerseits eine klare Struktur und fertige Manuskripte zu haben, um den Einstieg in das therapeutische Arbeiten zu erleichtern, andererseits jedoch ein sehr individuelles und patientenorientiertes Vorgehen realisieren zu können.

In der **5. Sitzung** sollte im Sinne einer **Zwischenbilanz** eine etwas genauere Evaluierung des bisherigen Therapieerfolges stattfinden, um das weitere Vorgehen zu besprechen. Sollte sich gar kein positiver Effekt eingestellt haben, kann bei manchen Patientinnen ein Therapieabbruch sinnvoll erscheinen, und dieser sollte mit der Patientin offen besprochen werden. Andererseits sollte darauf hingewiesen werden, dass die meisten Studien mit 10–12 Sitzungen gemacht wurden und man sich erst in der Halbzeit der Therapie befindet. Daher macht es in vielen Fällen Sinn, die Therapie bis zur 10. Sitzung weiterzuführen. Sollte sich bis dahin keine Verbesserung eingestellt haben, sollte die Therapie an diesem Punkt beendet werden. Eine Ausnahme besteht natürlich bei dezidiertem Wunsch der Patientin auf Fortführung.

Die **Sitzungen** sollen im **1-wöchigen Abstand** erfolgen, in Ausnahmefällen vereinzelt im 2-wöchigen Abstand. Die **Behandlungsdauer** umfasst somit die bewährten **3 Monate**.

Die wöchentlichen **Sitzungen dauern** zwischen **50–60 min**. Zu Beginn jeder Sitzung wird das aktuelle Wohlbefinden der Patientin besprochen. Bauchbeschwerden der letzten Woche werden geklärt sowie Veränderungen und Symptomverbesserungen aktiv erfragt. Gerade der Fokus auf positive Veränderungen hilft den Betroffenen, immer mehr Vertrauen in den eigenen Körper und die eigenen Wirkkräfte zu erlangen und die Problemtrance zu verlassen. Danach folgt die **Hypnosesitzung** mit einer durchschnittlichen Dauer **zwischen 30 und 45 min**.

Zum Abschluss der Therapiesitzungen, d. h. am Ende des gesamten Behandlungsprotokolls, erfolgt eine **Abschlussevaluierung** mit der Patientin. Hier sollte auch die **Möglichkeit von** regelmäßigen **Auffrischungssitzungen** angeboten werden. Diese können, müssen aber nicht, bei Bedarf alle paar Wochen bis Monate stattfinden. Diese Sitzungen sind weder fixer Teil des Behandlungsprotokolls noch Voraussetzung für den langfristigen Therapieerfolg. Sie können manchen Patientinnen aber Halt geben und daher gewünscht sein. Auch sollten die Patientinnen nach Therapieende ermutigt werden, die Audioaufnahmen weiterhin bei Bedarf auf sich wirken zu lassen. Es hat sich gezeigt, dass 70 % der Patientinnen dies auch nach Therapieende noch regelmäßig tun.

Audioaufnahmen

Ab der 2. Sitzung werden den Patientinnen jeweils nach der Session **Audioaufnahmen** zu den Sitzungen mitgegeben, beginnend mit der Aufnahme „Der Baum". Die Patientinnen werden aufgefordert, sich die Aufnahmen zu Hause mehrmals pro Woche anzuhören und im Sinne der **Selbsthypnose** auf sich wirken zu lassen. Die Patientinnen sollen dabei selbst und intuitiv entscheiden, welche Hypnose sie am jeweiligen Tag anhören möchten, wobei empfohlen wird, die Aufnahmen abwechselnd durchzuhören. Sie müssen nicht für jede Sitzung eine Audioaufnahme erstellten, es empfiehlt sich aber, den Patientinnen mindestens 3 Audioaufnahmen für zu Hause mitzugeben.

Praxistipp

Bezüglich der Erstellung der **Audioaufnahmen** gibt es im Wesentlichen zwei Möglichkeiten. Sie können zu Hause mit einem Aufnahmegerät standardisierte Hypnose-Manuskripte einsprechen und diese den Patientinnen nach der entsprechenden Live-Sitzung als Mp3 schicken. Jede Patientin bekommt somit dieselben Aufnahmen. Oder Sie nehmen jede Sitzung live und individuell während der jeweiligen Therapieeinheit mit einem Aufnahmegerät bzw. dem Smartphone der Patientin auf. Die erste Variante bietet den Vorteil, dass Sie die Aufnahme vermutlich in besserer Qualität erzeugen und bei Sprechfehlern die Aufnahme wiederholen können. Die zweite Variante ermöglicht hingegen, individuellere und auf die spezifischen Symptome der Patientin zugeschnittene Aufnahmen mitgeben zu können.

Viele Therapeutinnen verwenden sowohl bei den Live-Sitzungen als auch bei den Audioaufnahmen eine ruhige **Hintergrundmusik**, was die meisten Patientinnen auch als angenehm empfinden. Ratsam ist hier, eine Musik zu wählen, die von der Mehrheit der Zuhörerinnen als angenehm und nicht störend empfunden wird. Diesbezüglich empfiehlt es sich, im Vorfeld bei einer repräsentativen Zahl von Menschen ein Feedback einzuholen. Wenn Sie mit Musik arbeiten und sich für eine bestimmte entschieden haben, sollten Sie dann bei jeder Sitzung dieselbe verwenden. Denn neben Ihrer Stimme als Anleitung hat auch die Musik einen positiven Ankereffekt, der den Patientinnen helfen wird, schneller in Trance zu gehen. ◀

Auf einen Blick
Ablauf des Wiener Protokolls

- Sitzung 1: Der sichere Ort
- Sitzung 2: Der Baum
- Ab hier werden Audioaufnahmen mitgegeben.
- Sitzung 3: Der Raum der Möglichkeiten
- Sitzung 4: Die helfende Hand
- Sitzung 5: Der Fluss
- Sitzung 6: Speisen am Meer
- Sitzung 7: Die Blumenwiese
- Sitzung 8: Im Pool der Entspannung
- Sitzung 9–10: nach individueller Gestaltung

Gesamtdauer: mindestens 10 Sitzungen in etwa 12 Wochen

Sehen wir uns nun die Abläufe und Spezifika der bisher etablierten Hypnose-Protokolle an.

4.1.2 Das Manchester-Protokoll

Ablauf des Manchester-Protokolls
Die 1. Sitzung ist üblicherweise ebenfalls eine Einführungssession, im Rahmen derer eine erste Entspannungshypnose erfolgt. Die 2. Sitzung hat meist ebenfalls noch eine allgemeine, Ich-stärkende Hypnosesitzung zum Inhalt. Ab der 3. Sitzung erfolgen dann die darmspezifischen Suggestionen, d. h. die „klassischen" Bauchhypnosesitzungen. Ab hier werden Audioaufnahmen mitgegeben. Ab der 6. Sitzung soll dann auch das innere Erleben von genussvoller und angenehmer Nahrungsaufnahme vermittelt werden, wie zum Beispiel ein wunderbares und beschwerdefreies Dinner am Strand.

Auf einen Blick
Ablauf des Manchester-Protokolls

- Sitzung 1: Aufklärung und erste Entspannungshypnose
- Sitzung 2: Hypnose zur Ich-Stärkung
- Sitzung 3: Beginn der darmspezifischen Suggestionen, d. h. der klassischen Bauchhypnosesitzungen
- Ab hier werden Audioaufnahmen mitgegeben.

- Sitzung 5: Zwischenbilanz
- Ab Sitzung 6: Suggestionen mit genussvoller Nahrungsaufnahme
- Abschlussevaluierung nach der 12. Sitzung

Gesamtdauer: 12 Sitzungen im Wochenabstand in 12 Wochen

4.1.3 Das North-Carolina-Protokoll

Ablauf des North-Carolina-Protokolls

In der 1. Sitzung werden nach einer Treppeninduktion in einer Tieftrance bereits die ersten darmwirksamen Suggestionen gegeben, wo sich die Patientinnen eine schützende Hülle über dem Darm vorstellen sollen, die von nun an nur noch angenehme Empfindungen hindurchlässt.

In der 2. Sitzung geht es um das Erleben eines schönen Sandstrandes mit den Suggestionen, Darmempfindungen in Zukunft nur noch wie ein Hintergrundrauschen der Wellen wahrzunehmen. Ab dieser Sitzung wird den Patientinnen eine Audioaufnahme mitgegeben, und sie werden aufgefordert, täglich, zumindest aber 5-mal pro Woche für die gesamte Dauer des Therapieprotokolls mit dieser Aufnahme zu Hause zu üben. Bei dieser Aufnahme handelt es sich im Großen und Ganzen um eine Tieftrance-Entspannung. Die Patientinnen sollen lernen, diese Bilder in Form von Autosuggestionen auch ohne Audioaufnahme auf sich wirken zu lassen, um sie auch im Alltag überall einsetzen zu können.

Die 3. Sitzung führt die Patientinnen in eine Holzblockhütte mit einem wärmenden Kaminfeuer. Die Hütte als Symbol des Schutzes vor winterlichen Schneestürmen wird verknüpft mit Wohlbefinden und dem Gefühl, abgeschirmt zu sein von unangenehmen Empfindungen.

Die 4. Sitzung handelt von einem geschützten Garten in der Sonne, der als Symbol für einen sicheren Rückzugsort dient, an dem Wärme, Ruhe und Harmonie erlebt werden können und der sich heilend auf den Körper auswirkt.

Die 5. Sitzung führt in eine hügelige Landschaft mit einem kleinen See, auf dem die Patientinnen eingeladen werden, in ein kleines Boot zu steigen. Das Gefühl, am Wasser fernab von allen Unannehmlichkeiten des Alltags zu sein, lädt ein, die wellenförmigen Empfindungen aus dem Bauch als genauso harmlos zu erleben, wie die sanften Schaukelbewegungen des Bootes als genauso harmlos zu erleben wie die wellenförmigen Empfindungen aus dem Inneren des Körpers.

Die 6. Sitzung beschreibt ebenfalls ein beruhigendes Naturbild mit einem kleinen Teich auf einer Waldlichtung und verknüpft die wellenförmigen Bewegungen des Wassers und das Schaukeln der Baumwipfel mit den harmonischen Bewegungen des Darms.

Die 7. und letzte Sitzung ist eine Anleitung zum Erleben eines schönen und sicheren Ortes mit der Idee, sich tagsüber immer wieder im Inneren mit diesem Ort verbinden zu können und seine beruhigende Wirkung in den Körper einströmen zu lassen.

Auf einen Blick
Ablauf des North-Carolina-Protokolls

- Sitzung 1: Treppeninduktion und Schutzhülle für den Darm
- Sitzung 2: Sandstrand
- Ab hier werden Audioaufnahmen mitgegeben.
- Sitzung 3: Holzhütte
- Sitzung 4: Garten in der Sonne
- Sitzung 5: Bootsfahrt am See
- Sitzung 6: Teich und Waldlichtung
- Sitzung 7: Sicherer Ort

Gesamtdauer: 7 Sitzungen im 2-wöchigen Abstand in etwa 12 Wochen

Überlegungen zur Anzahl der Sitzungen
Wie Sie den bisherigen Behandlungsprotokollen entnehmen können, variiert die Sitzungsanzahl zwischen 7 Sitzungen beim North-Carolina-Protokoll und 12 Sitzungen beim Manchester-Protokoll. Die Frage nach der Behandlungsdauer und der Anzahl der Sitzungen ist aus finanziellen wie auch zeitorganisatorischen Gründen verständlicherweise eine sehr bedeutsame. Eine Vergleichsstudie mit 394 Patienten aus dem Jahr 2021 hat ergeben, dass es keinen signifikanten Unterschied bezüglich des Kurzzeittherapieerfolges gab, ob die Patientinnen 6 oder 12 Bauchhypnosesitzungen erhalten haben (Hasan et al. 2021). Andererseits ergab eine Studie aus dem Jahr 2006, dass die Durchführung von lediglich 5 Bauchhypnosesitzungen nicht den gleichen Langzeiterfolg zeigte wie Studien, die mit 10–12 Sitzungen durchgeführt wurden (Roberts et al. 2006) (weitere Details s. Kap. 2). Aufgrund der Studienlage und der eigenen Erfahrungen raten wir mit dem Wiener Protokoll daher zu einer Anzahl von mindestens 10 Hypnosesitzungen. Acht dieser Sitzungen sollten auf jeden Fall darmspezifische Suggestionen enthalten, also klassische Bauchhypnosesitzungen sein.

4.2 Indikationen und Kontraindikationen der Bauchhypnose

Die Bauchhypnose ist primär gedacht für Patientinnen mit therapierefraktären funktionellen Magen-Darm-Erkrankungen, d. h. für Patientinnen, bei denen medikamentöse und diätologische Maßnahmen versagt haben. Als supportive Therapie kommt sie auch bei Patientinnen mit chronisch entzündlichen Darmerkrankungen zum Einsatz (s. Teil I des Buches). Die Kontraindikationen entsprechen im Wesentlichen denen für die generelle Durchführung hypnotherapeutischer Interventionen. Demnach ist die Bauchhypnose nicht empfohlen bzw. geeignet für Patientinnen mit:

- aktiver psychotischer Symptomatik
- posttraumatischer Belastungsstörung (relative Kontraindikation)
- instabiler Persönlichkeitsstörung (relative Kontraindikation)
- ausgeprägtem ADS (Aufmerksamkeitsdefizit-Syndrom) (relative Kontraindikation)
- ausgeprägtem demenziellem Syndrom

Bei diesen Personengruppen sollte keine Bauchhypnose durchgeführt werden bzw. wenn doch (bei relativer Kontraindikation), dann nur mit Vorsicht und durch erfahrene Therapeutinnen sowie ausschließlich im Einzeltherapiesetting.

4.3 Gruppentherapie versus Einzeltherapie

Die Bauchhypnose ist aufgrund ihrer Vorgehensweise mittels Direktsuggestionen und durch den Verzicht auf ursachenaufdeckendes bzw. -bearbeitendes hypnotherapeutisches Vorgehen ideal für ein Gruppensetting geeignet. Sowohl in der Praxis wie auch im Studiensetting wird die Bauchhypnose regelmäßig in Gruppen angeleitet. Vergleichsstudien zur Bauchhypnose im Einzel- versus Gruppensetting haben gezeigt, dass kein signifikanter Unterschied bezüglich der Wirksamkeit besteht (Lövdahl et al. 2022; Flik et al. 2019). Sowohl die Einzeltherapie als auch das Gruppensetting haben jedoch jeweils ihre Stärken und Schwächen.

Vor- und Nachteile der Einzeltherapie

Die Einzeltherapie hat den klaren Vorteil, dass für die individuellen Symptome der jeweiligen Patientin individuell angepasste Suggestionen angeboten werden können. Je nachdem, welche Symptome oder Beschwerden gerade im Vordergrund stehen, kann auch die Reihenfolge der Sitzungen individuell angepasst werden.

Ganz allgemein hilft das Einzelsetting natürlich auch, die Geschwindigkeit und das Sprachmuster der Hypnose an die Patientin anzupassen. Da Verdauungsprobleme für viele Menschen schambehaftet sind oder gar ein Tabuthema darstellen, kann das Individualsetting für manche Patientinnen angenehmer sein, als sich in einer Gruppe mit ihren Beschwerden „zu outen".

Bezüglich der individuellen Terminfindung bestehen natürlich auch logistische Vorteile. Aber auch bezüglich der Gestaltung und Größe der Therapieräumlichkeit erlaubt das Einzelsetting eine deutlich größere Flexibilität.

Der größte Nachteil ist wohl in den Kosten für die Patientinnen zu sehen, da Einzeltherapiesitzungen in der Regel teurer vergütet werden als Therapiesitzungen im Gruppensetting.

Vor- und Nachteile der Gruppentherapie

Die Gruppentherapie hat neben den bereits angesprochenen Kosten einen weiteren großen Vorteil, und dieser besteht in der Möglichkeit, sich mit den anderen Gruppenteilnehmerinnen auszutauschen. Viele Patientinnen erleben in der Gruppe eine Erleichterung dahingehend, dass sie mit ihren Problemen nicht allein sind und es anderen Betroffenen ähnlich geht. Diese Einsicht hilft vielen Betroffenen, mehr Verständnis und auch Akzeptanz für sich und den eigenen Körper aufzubauen und dadurch mögliche innere Konflikte abzumildern.

Darüber hinaus findet in Gruppen meist automatisch ein Erfahrungsaustausch über bereits versuchte Therapieansätze statt, die von alternativen Therapieansätzen über Ernährungstipps bis hin zu Nahrungsergänzungsmitteln reichen und von vielen Gruppenteilnehmerinnen als sehr hilfreich erlebt werden. Dieser Effekt sollte wenn möglich auch bewusst genutzt werden, indem man beispielsweise vor oder nach der geplanten Gruppentherapiesitzung etwas Zeit für den gegenseitigen Austausch anberaumt.

Als großen Nachteil der Gruppe sind vor allem logistische Herausforderungen anzuführen. Für die Organisation einer Gruppentherapie braucht es in der Regel einen wöchentlich stattfindenden Termin an einem fixen Wochentag, zu einer bestimmten Uhrzeit, sowie einen geeigneten großen Raum mit Matten und Decken sowie Platz zum Liegen. Sowohl die Patientinnen als auch die Therapeutinnen müssen sich für den gesamten Zeitraum der Therapie verpflichten, an den vereinbarten Terminen anwesend zu sein. Bei einer Behandlungsdauer von etwa 3 Monaten kann das für viele herausfordernd sein.

Praxistipp

Um eine effektive Anzahl an Therapiesitzungen zu gewährleisten, sollten mindestens 10 Sitzungen im Wochenabstand vereinbart werden. Die Teilnahme einer Patientin sollte nur dann erfolgen, wenn diese zumindest bei 8 der 10 Sitzungen anwesend sein kann. Wählen Sie den Zeitraum der Sitzungen so, dass die Sitzungen möglichst nicht in die allgemeine Urlaubszeit fallen. ◀

Allgemeine Überlegungen zur Therapie in der Gruppe

Generell ist zu empfehlen, eine Gruppentherapie erst dann anzubieten, wenn Sie bereits einige Erfahrung mit der Bauchhypnose im Einzelsetting gesammelt haben, da das Anleiten einer Gruppe meist etwas herausfordernder ist als die Behandlung einer Einzelperson. Wenn Sie sich als Therapeutin entscheiden, eine Bauchhypnosegruppe anzubieten, sollten Sie wichtige Aspekte bedenken:

Vor Beginn der Gruppensitzungen sollte mit jeder Patientin stets ein persönliches Gespräch im Einzelsetting erfolgen, wie das auch für die Einzeltherapie üblich ist, um die Patientin kennen zu lernen. Neben dem üblichen Aufklärungsgespräch bezüglich der Symptomatik wie auch der therapeutischen Vorgehensweise sollte hier besonders darauf geachtet werden, ob sich die Patientin für ein Gruppensetting eignet. Dies ist meist nicht der Fall, wenn:

- davon auszugehen ist, dass die Patientin aufgrund ihrer Persönlichkeitsstruktur und ihres Verhaltens die Gruppe stören könnte
- Bedenken bestehen, dass sich die Patientin über einen Zeitraum von bis zu 45 min konzentrieren und ruhig verhalten kann

Abgesehen von diesen Aspekten gelten für die Gruppentherapie die allgemeinen Kontraindikationen für die Durchführung einer Hypnose, welche bereits weiter oben erläutert wurden.

Im Rahmen des Wiener Protokolls empfehlen wir für die Gruppentherapie, im Anschluss an jede Sitzung einen 60-minütigen Time-Slot für Einzelgespräche anzuberaumen. Dieser Rahmen bietet die Möglichkeit für Nachbesprechungen, sollte es jemandem in einer Sitzung nicht gut gehen oder sollten Fragen auftauchen, die individuell geklärt werden möchten.

Persönlich wollen wir Sie ermutigen, vor der Durchführung einer Gruppentherapie nicht zurückzuschrecken, da diese von den Teilnehmerinnen meist sehr positiv angenommen wird und „Zwischenfälle" in der Regel sehr selten sind. Wichtig ist allerdings, im Vorfeld einige „Spielregeln" zu klären und vor der ersten Sitzung in der Gruppe aktiv anzusprechen. Dazu zählt beispielsweise der Umgang mit dem Zuspätkommen von Patientinnen. Aber auch das Verhalten von Patientin und Therapeutin beim Auftreten von starken Emotionen während der Sitzung muss im Vorhinein besprochen werden. Hier sollten Sie darauf hinweisen, dass dies durchaus geschehen kann und auch so sein darf. In solchen Fällen kann es mitunter notwendig sein, gemeinsam mit der Patientin aus dem Raum zu gehen, um die Situation kurz zu klären. Solch ein Vorgehen während der laufenden Gruppensitzung soll von Ihnen als Therapeutin offen kommuniziert werden. Die anderen Teilnehmerinnen werden dabei aufgefordert, in der kurzen Zeit Ihrer Abwesenheit in entspannter Trance zu verbleiben, bis Sie wieder zurück sind. Falls die Ressourcen es erlauben, kann es generell hilfreich sein, eine Gruppentrance in Anwesenheit einer weiteren Unterstützungsperson anzuleiten, die sich in Fällen von unerwünschten Reaktionen einer Patientin um diese kümmern kann.

Der folgende Praxistipp zur Durchführung der Bauchhypnose gilt sowohl für die Einzel- als auch für die Gruppentherapie und soll Ihnen helfen, die Durchführung der Hypnose optimal zu gestalten:

Praxistipp

Für die Durchführung einer Hypnosesitzung sollten Sie auf folgende Punkte besonders achten:

- angenehme Raumtemperatur
- Kaugummis oder Lutschtabletten entfernen
- ansprechen, beengende Kleidung lockern zu dürfen
- angenehme Sitz- bzw. Liegeposition ermöglichen
- Bereitstellen von Decken, um ein Auskühlen zu verhindern
- Patientinnen sollen, wenn möglich, ein eigenes Kopfpolster mitnehmen
- richtiges Verhältnis aus Musik- und Stimmenlautstärke (bei Verwendung von Hintergrundmusik)
- schwerhörige Patientinnen in der Nähe der Hypnotherapeutin positionieren
- Spiegelregeln festlegen im Umgang mit Zuspätkommen, Auftreten von intensiven Emotionen, Toilettendrang, Darmgeräuschen, Schnarchgeräuschen, eventuellen Umgebungsgeräuschen ◀

Im folgenden Kapitel möchte ich noch ein paar allgemeine Überlegungen für den therapeutischen Umgang mit psychosomatischen Erkrankungen anstellen, die aus meiner Sicht wesentlich für die erfolgreiche Behandlung des Reizdarmsyndroms sind.

Literatur

Flik C, Laan W, Zuithoff N et al (2019) Efficacy of individual and group hypnotherapy in irritable bowel syndrome (IMAGINE): a multi centre randomised controlled trial. Lancet Gastroenterol Hepatol 4:20–31

Hasan S, Whorwell P, Miller V et al (2021) Six vs 12 sessions of gut-focused hypnotherapy for irritable bowel syndrome: a randomized trial. Gastroenterology 160:2605–2607

Lövdahl J, Törnblom H, Ringström G et al (2022) Randomised clinical trial: individual versus group hypnotherapy for irritable bowel syndrome. Aliment Pharmacol Ther 55:1501–1511

Roberts L, Wilson S, Singh S et al (2006) Gut-directed hypnotherapy for irritable bowel syndrome: piloting a primary care-based randomised controlled trial. Br J Gen Pract 56:115–121

Whorwell P, Prior A, Faragher E (1984) Controlled trial of hypnotherapy in the treatment of severe refractory irritable-bowel syndrome. Lancet 1:1232–1234

Der psychosomatische Kreislauf

5

Wolf-Dieter Nagl

Zusammenfassung

Vom Reizdarmsyndrom und anderen psychosomatischen Erkrankungen Betroffene befinden sich häufig in einem Teufelskreis aus sich gegenseitig verstärkenden Symptomen. Wesentlich für eine erfolgreiche Behandlung ist eine Unterbrechung dieses Kreislaufs. Es gilt, die Betroffenen aus ihrer „Problemtrance" in eine wünschenswerte „Lösungstrance" zu überführen.

► *Vom Reizdarmsyndrom und anderen psychosomatischen Erkrankungen Betroffene befinden sich häufig in einem Teufelskreis aus sich gegenseitig verstärkenden Symptomen. Wesentlich für eine erfolgreiche Behandlung ist eine Unterbrechung dieses Kreislaufs. Es gilt, die Betroffenen aus ihrer „Problemtrance" in eine wünschenswerte „Lösungstrance" zu überführen.*

Kaum eine Erkrankung fällt so „klassisch" in den psychosomatischen Formenkreis wie das Reizdarmsyndrom. Psychosomatische Erkrankungen zeichnen sich dadurch aus, dass im Rahmen des Beschwerdebildes ein entscheidendes Wechselspiel zwischen Psyche und Soma, d. h. Geist und Körper, besteht. Dies ist sowohl für die Entstehung als auch für die Aufrechterhaltung der Beschwerden bedeutsam. Bei genauer Betrachtung sind im Grunde die allermeisten körperlichen wie psychischen Erkrankungen weder rein somatisch noch rein psychisch. Vielmehr handelt es sich stets um ein Symptomkontinuum, entlang dessen je nach Krankheitsbild die psychischen bzw. körperlichen Beschwerden jeweils mehr oder weniger Gewicht haben. In jedem Fall aber stehen die Beschwerden stets in einer gegenseitigen

W.-D. Nagl (✉)
Praxis Dr. Wolf-Dieter Nagl, Mödling, Österreich

W.-D. Nagl, G. Moser, *Bauchhypnose in Theorie und Praxis*,
https://doi.org/10.1007/978-3-662-70440-0_5

Wechselbeziehung. Körperliche Beschwerden wirken sich belastend auf die Psyche aus, mentaler Stress stört aber auch das körperliche Gleichgewicht und kann beispielsweise entzündliche Prozesse, aber auch Schmerzen verstärken. Während bei den funktionellen Störungen die psychischen Aspekte, d. h. das subjektive Erleben, im Vordergrund stehen, steht bei den CED das organische Korrelat, d. h. die entzündlichen Prozesse, im therapeutischen Fokus. Dennoch nimmt das Wechselspiel aus Psyche und Körper auch hier eine bedeutsame Rolle ein.

Bei allen Krankheiten und Beschwerdebildern des psychosomatischen Formenkreises gilt jedenfalls, dass die klassische Ursache-Wirkungs-Betrachtung für eine erfolgreiche Behandlung wenig sinnvoll ist und solch ein Ansatz die therapeutischen Möglichkeiten einschränkt. Während bei einer bakteriellen Angina eine klare Ursache im Sinne eines Keimbefalls diagnostiziert und sehr gut ursächlich mit Antibiotika behandelt werden kann, lässt sich ein einfaches ursachenbehandelndes Therapieprinzip auf psychosomatische Erkrankungen nur selten anwenden. Wichtig ist, stattdessen die Wechselwirkungen zwischen psychischen und körperlichen Stressfaktoren zu betrachten, in deren Folge sich die Symptome oft verfestigen oder sich mitunter sogar immer weiter aufschaukeln. Dieses Wechselspiel lässt sich als psychosomatischer Kreislauf bezeichnen. Die folgende Fallgeschichte soll einen Einblick in solch einen psychosomatischen Kreislauf einer jungen Reizdarmpatientin geben.

Fallgeschichte

Anna ist 23 Jahre alt und berichtet über unangenehme Bauchbeschwerden, die ihre Lebensqualität seit fast 5 Jahren enorm einschränken. Begonnen hat alles auf der Schulabschlussreise in Griechenland. Auf einer Busfahrt mit ihrer Klasse hatte sie plötzlich heftige Bauchkrämpfe bekommen. Es gab keine Toilette im Bus und sie hatte gehofft, es bis zum nächsten Halt zu schaffen. Aber plötzlich konnte sie den Stuhl nicht mehr halten und die erste Durchfallattacke ihres Lebens ging in die Hose – und das vor all ihren Freundinnen und dem Rest der Klasse. Die Situation war ihr so peinlich, dass sie den ganzen Nachmittag weinend in ihrem Hotelzimmer verbrachte. Von da an traute sie sich für den Rest der Woche nicht mehr, auf weitere Ausflüge mitzufahren.

In den Folgemonaten und -jahren begann sie damit, konsequent Orte zu meiden, an denen es nicht in unmittelbarer Nähe eine Toilette gab, und zog sich sozial immer mehr zurück. Sie achtet mittlerweile akribisch auf jede Regung in ihrem Bauch, um ja keine wichtigen Signale zu übersehen. Ständig kreisen ihre Gedanken um ihre Verdauung und sie spürt eine permanente Unruhe im Bauch. Besserung erlebt sie nur, wenn sie zu Hause ist und weiß, dass sie die Wohnung an diesem Tag nicht mehr verlassen muss. Auf Urlaube und Essen in Restaurants verzichtet sie mittlerweile gänzlich, aus Angst, wieder ein Malheur zu erleben.

Derzeit plagen sie täglich wiederkehrende Bauchschmerzen, mal hier, mal dort, und seit 2 Jahren hat sie immer häufiger starke Blähungen. In ein öffentliches Schwimmbad traut sie sich auch nicht mehr, aus Angst, auf ihren geblähten Bauch und eine mögliche Schwangerschaft angesprochen zu werden. Die zunehmende Isolation macht ihr Angst, immer mehr zu vereinsamen, wodurch sie regelmäßig Stress erlebt. Mittlerweile merkt sie, dass genau dieser Stress die Bauchkrämpfe und Durchfälle meist noch verstärkt. Sie ist in einem klassischen Teufelskreislauf gefangen. ◀

Diese Geschichte beschreibt den typischen Fall einer stark betroffenen Patientin, wie wir sie regelmäßig in der Praxis sehen. Hypnosystemisch gesprochen ist die Patientin in einer „Problemtrance" gefangen. Die therapeutische Aufgabe besteht nun darin, sie wieder aus der Problemtrance herauszuführen (Trance-Exduktion) und in eine gesunde, lösungsorientierte „Eu-Trance" zu überführen.

Die Trance-Exduktion, also das Herausholen der Patientin aus dem sich ständig symptomverstärkenden Kreislauf, gelingt durch ein regelmäßiges, wiederholtes Unterbrechen dieses psychosomatischen Kreislaufs. Je nachdem, aus welcher Fachrichtung Sie als behandelnde Therapeutin kommen und mit welchen therapeutischen Möglichkeiten und Interventionstechniken Sie ausgestattet sind, kann dieser Kreislauf auf unterschiedlichen Ebenen unterbrochen werden. Sie als Therapeutin sollten dafür Ihr zu Verfügung stehendes Repertoire an Behandlungsansätzen ausschöpfen. Abb. 5.1 zeigt diesen psychosomatischen Kreislauf und die Möglichkeit seiner Unterbrechung auf unterschiedlichen Ebenen und mit unterschiedlichen Ansätzen.

Auch wenn für das RDS mit der Störung der Darm-Hirn-Achse und ihrer damit einhergehenden Hypersensibilität eine vermeintliche „Ursache" und mit der Bauchhypnose ein dafür entwickeltes „ursachenbezogenes" Behandlungskonzept vorliegt, sollte sich eine optimale Therapie nicht auf die Bauchhypnose allein beschränken. Warum nicht alle Register ziehen, die zur Verfügung stehen?

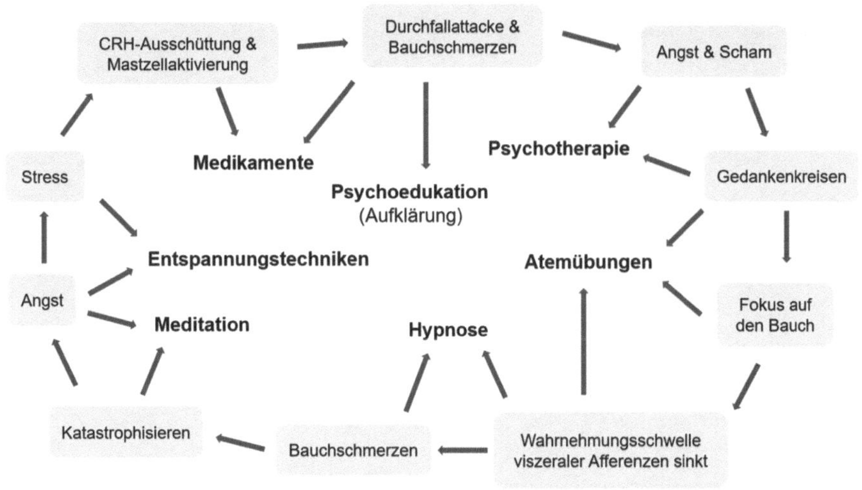

Abb. 5.1 Der psychosomatische Kreislauf. (Quelle: eigene Darstellung Wolf-Dieter Nagl)

Praxistipp

Nehmen Sie sich als Therapeutin an dieser Stelle kurz Zeit, um zu reflektieren, auf welchen Ebenen Sie mit Ihren bereits vorhandenen therapeutischen Werkzeugen und Interventionsmethoden Ihren Patientinnen zusätzlich helfen können, den psychosomatischen Kreislauf zu unterbrechen. Vielleicht kennen Sie eine bestimmte Atemübung, die Ihrer Patientin hilft, ihre negativen Gedanken immer wieder zu unterbrechen, oder bringen Sie eine verhaltenstherapeutische Technik zur Anwendung. Auch wenn die Bauchhypnose beim therapierefraktären Reizdarm bestimmt den zentralen Behandlungsansatz darstellt, so sollten Sie auf eine individuelle Erweiterung der Behandlung auf Basis Ihrer persönlichen therapeutischen Fähigkeiten nicht verzichten und dürfen hier ruhigen Gewissens aus dem Vollen schöpfen. ◀

Essenziell für die erfolgreiche Behandlung des Reizdarms wie auch anderer psychosomatischer Erkrankungen ist in jedem Fall ein ausführliches Aufklärungsgespräch. Dieses hat zum Ziel, der Patientin ein klares Verständnis für ihre Beschwerden und ein kohärentes Erklärungsmodell ihrer Erkrankung zu vermitteln. Im folgenden Kapitel sehen wir uns an, wie wesentlich dieser Aspekt der Behandlung ist und wie ein optimales Erstgespräch aufgebaut sein sollte.

Das Erstgespräch 6

Wolf-Dieter Nagl

Zusammenfassung

Das Erstgespräch trägt wesentlich zum Erfolg der anschließenden Bauchhypnose bei. Erst wenn die Patientinnen ein nachvollziehbares Verständnismodell ihrer Symptome, aber auch der Wirkweise der Hypnose haben, können sie sich gut auf die hypnotherapeutische Behandlung einlassen. Dieses Sich-Einlassen ist eine wesentliche Grundvoraussetzung für das Gelingen der Therapie.

▶ *Das Erstgespräch trägt wesentlich zum Erfolg der anschließenden Bauchhypnose bei. Erst wenn die Patientinnen ein nachvollziehbares Verständnismodell ihrer Symptome, aber auch der Wirkweise der Hypnose haben, können sie sich gut auf die hypnotherapeutische Behandlung einlassen. Dieses Sich-Einlassen ist eine wesentliche Grundvoraussetzung für das Gelingen der Therapie.*

6.1 Das Anamnesegespräch

Im Rahmen des Erstkontaktes mit der Patientin gilt es zunächst, das Ausmaß der körperlichen und psychischen Beschwerden zu erheben und Einblicke in deren Auswirkung auf unterschiedliche Lebensbereiche zu erhalten. Diese betreffen die allgemeine Lebensqualität, die berufliche Leistungsfähigkeit, familiäre, partnerschaftliche und freundschaftliche Beziehungen sowie Freizeitaktivitäten und die Teilnahme am gesellschaftlichen Leben.

W.-D. Nagl (✉)
Praxis Dr. Wolf-Dieter Nagl, Mödling, Österreich

W.-D. Nagl, G. Moser, *Bauchhypnose in Theorie und Praxis*,
https://doi.org/10.1007/978-3-662-70440-0_6

Auf einen Blick
Ablauf und Inhalt des Anamnesegesprächs

- Erhebung körperlicher und psychischer Symptome
- Klärung bereits gemachter Diagnostik
- derzeitige Therapie
- versuchte Therapiemaßnahmen
- Auslöser der Symptome
- symptomverstärkende Faktoren
- symptomlindernde Faktoren
- Sozialanamnese
- Vorerfahrungen mit Entspannungstechniken
- Zielsetzung

Folgende Fragen sollten im Rahmen des Anamnesegesprächs geklärt werden:

Körperliche Symptome

- **Bauchschmerzen?**
  Hier soll insbesondere gefragt werden nach Dauer, Frequenz, Intensität, Qualität und symptomverstärkenden wie symptomlindernden Faktoren.
  Haben Sie Bauchschmerzen? Wenn ja, wie häufig und in welchen Situationen? Stehen die Bauchschmerzen im Zusammenhang mit der Nahrungsmittelaufnahme? Treten sie nur nach dem Essen auf oder auch, wenn Sie stundenlang nichts essen? Wie ist die Qualität der Bauchschmerzen (drückend, stechend, brennend, ziehend)? Wo im Bauch haben Sie die Schmerzen (überall, an einer bestimmten Stelle, immer woanders)? Wann oder wodurch werden die Schmerzen stärker (bestimmte Nahrungsmittel, Stress, belastende Situationen, bestimme Gedanken oder Emotionen)? Was hilft, die Schmerzen zu lindern (Wärme, Entspannung, Urlaub)?
- **Blähungen?**
  Treten die Blähungen in Zusammenhang mit der Nahrungsmittelaufnahme auf? Wie lange nach dem Essen dauert es, bis die Blähungen beginnen?
- **Durchfall?**
  Wie oft am Tag? Blutig? Schleimig? Wässrig oder breiig? Durchfallattacken? Auftreten von Stuhlinkontinenz?
- **Verstopfung?**
  Stuhlfrequenz pro Woche? Was hilft? Wechseln sich Episoden von Durchfällen und Verstopfung ab?
- **Schleimstühle?**
  Haben Sie manchmal einen Stuhldrang und bemerken dann aber lediglich den Abgang von Schleim? Ist dieser schwer abwischbar?
- **Unvollständige Darmentleerung?**
  Haben Sie das Gefühl, den Darm auf der Toilette vollständig entleeren zu können?

- **Stuhldrang?**
  Erleben Sie häufigen oder verringerten Stuhldrang?
- **Unruhe im Bauch?**
  Nehmen Sie regelmäßig nervöse Empfindungen aus dem Bauch wahr? Ein Rumoren oder vermehrte Darmgeräusche?
- **Symptomverstärker?**
  Wodurch verschlechtern sich die Symptome? Durch die Nahrungsmittelaufnahme im Allgemeinen oder nur durch bestimmte Nahrungsmittel? Verstärken sich die Symptome durch Stress? Oder durch das Verlassen des eigenen Wohnraums oder das Besuchen fremder Orte?
- **Symptomlinderung?**
  Bessern sich die Symptome nach dem Stuhlgang?
  Was verbessert die Symptome (Wärme, Entspannung, Urlaub)?

Psychische Symptome

- **Gedankenkreisen?**
  Beschäftigen Sie sich sehr viel mit Ihrem Bauch und kreisen die Gedanken häufig um dieses Thema? Bemerken Sie, dass dies die Symptome verschlimmert? Haben Sie erfolgreiche Methoden, um die Gedanken zu beruhigen?
- **Katastrophisieren?**
  Haben Sie Angst, dass den Symptomen eine schwerwiegende Erkrankung zugrunde liegt? Machen Sie sich sorgen darüber, wie Ihre Zukunft aussieht, wenn die Beschwerden nicht besser werden oder sich sogar noch verstärken?
- **Depression und Ängste?**
  Fühlen Sie sich häufig depressiv? Verspüren Sie eine innere Leere oder Antriebslosigkeit?
- **Traumata?**
  Gibt es Erlebnisse in Ihrer Vergangenheit, die Sie als potenziell traumatisch bezeichnen würden?
  Diese Frage ist insofern bedeutsam, weil ein Trauma einerseits ein symptominduzierender oder zumindest symptomverstärkender Faktor der Beschwerden sein kann. Andererseits ist eine mögliche Reaktivierung stark negativer, mit dem Trauma assoziierter Emotionen während der Hypnose zu bedenken.

Praxistipp

Gerade im Hinblick auf das mögliche Vorhandensein eines vergangenen Traumas ist die vorsichtige Durchführung der ersten Entspannungshypnose „Der sichere Ort“ von großer Bedeutung. Als Therapeutin lässt sich einerseits erkennen, ob die Patientin für die Durchführung einer länger dauernden Hypnosesitzung geeignet und emotional stabil genug ist. Andererseits dient „Der sichere Ort“ auch der Patientin als Anker im Sinne eines inneren Ortes, an den sie immer wieder während der Trance zurückkehren kann, sollte es zum Auftreten von unangenehmen Wahrnehmungen kommen. Diese Möglichkeit, dass die Patientin, wann immer sie es braucht, in ihrer Vorstellung an diesen Ort gehen kann, sollte der Patientin während der Hypnose auch unbedingt vermittelt werden. ◀

Sozialanamnese

- **Partnerschaft?**
  Leben Sie in einer Beziehung? Beeinträchtigen Ihre Beschwerden das Zusammenleben? Wie geht Ihr Partner mit Ihren Beschwerden um?
- **Beziehung zu den Eltern und Geschwistern?**
  Wie würden Sie Ihr Verhältnis zu Ihren Eltern und Geschwistern beschreiben? Gibt es spezielle Konflikte in der Familie? Haben andere Familienmitglieder auch Beschwerden mit dem Darm?
- **Freundschaften?**
  Haben Sie einen guten Freundeskreis? Sind Sie gut eingebunden in Ihren Freundeskreis oder haben Sie das Gefühl, allein zu sein?
- **Beeinträchtigung am Arbeitsplatz?**
  Haben Ihre Symptome Auswirkungen auf Ihren beruflichen Alltag?

Dieses Anamnesegespräch verschafft Ihnen als Therapeutin einen guten Überblick über die Lebensqualität und Lebensbedingungen Ihrer Patientin. Je nach den dominierenden Symptomen können Sie dadurch auch den Fokus Ihrer Suggestionen im Rahmen der Hypnose entsprechend anpassen und für die Patientin individuell optimieren.

Scoring-Systeme

Eine einfache Möglichkeit, das Ausmaß der Beeinträchtigung der Patientin durch ihre Beschwerden zu erfassen, bietet das Bewertungssystem mittels visueller Analogskala (VAS).

VISUELLE ANALOGSKALA

Bitte machen Sie dort einen Strich auf der Linie, wo Sie Ihr Befinden derzeit (letzte Woche) einstufen: je weiter rechts, desto besser schätzen Sie Ihr Befinden ein, je weiter links, desto schlechter.

Beispiel: Extrem schlecht ____________________|______________ sehr gut

Körperliches Empfinden:

Extrem schlecht __________________________________ sehr gut

Seelisches Empfinden:

Extrem schlecht __________________________________ sehr gut

Allgemeinempfinden und Lebensqualität:

Extrem schlecht __________________________________ sehr gut

Dieser einfach durchzuführende Test kann vor Beginn und am Ende der Therapiesitzungen gemacht werden, um das Ausmaß der Beschwerden, aber auch den Erfolg der Therapie zu evaluieren.

Speziell für das Reizdarmsyndrom wurde bereits in den 1990er-Jahren von Francis, Morris und Whorwell für die Erhebung des Schweregrades ein eigenes Scoring-System in englischer Sprache entwickelt, der sogenannte IBS-SSS (Irritable Bowl Syndrom – Symptom Severity Score) (Francis et al. 1997). Für den deutschsprachigen Raum liegt eine deutsche Übersetzung vor, die von Betz, Mannsdörfer und Bischoff 2013 validiert wurde (Betz et al. 2013). Der Score umfasst dabei Fragen zu den vier Hauptsymptombereichen des Reizdarmsyndroms: Bauchschmerzen, Blähungen, Zufriedenheit mit der eigenen Darmfunktion und generelle Beeinträchtigung im Alltag durch den Reizdarm.

IBS-SSS-Fragebogen

Irritable Bowel Syndrome - Symptom Severity Score

(Quelle und Copyright 2016 ©: Rome Foundation)

1a. Leiden Sie gegenwärtig (in den vergangenen 10 Tagen) an Bauchschmerzen?

□ Ja □ Nein

Wenn „Nein“ ➔ ***Weiter mit Frage 3a***

1b. Wie stark waren Ihre Bauchschmerzen in den vergangenen 10 Tagen?

(Kreuzen Sie eine Zahl zwischen 0 und 100 an, wobei 0 für „keine Schmerzen“ und 100 für „sehr starke Schmerzen“ stehen.)

O 0 (Keine Schmerzen)
O 10
O 20
O 30
O 40
O 50
O 60
O 70
O 80
O 90
O 100 (Sehr starke Schmerzen)

2. Geben Sie bitte die Anzahl an Tagen an, an denen Sie in den vergangenen 10 Tagen Bauchschmerzen hatten.

(Wenn Sie beispielsweise 4 auswählen, bedeutet das, dass Sie an 4 von 10 Tagen Schmerzen hatten. Wenn Sie jeden Tag Schmerzen haben, wählen Sie 10 aus.)

O 0 Tage
O 1
O 2
O 3
O 4
O 5
O 6
O 7
O 8
O 9
O 10 Tage

3a. Leiden Sie gegenwärtig (in den vergangenen 10 Tagen) an einem Blähbauch (aufgeblähter, geschwollener Bauch oder angespannte Bauchdecke)?

Frauen: Bitte klammern Sie bei Beantwortung dieser Frage einen Blähbauch aus, der mit Ihrer Monatsblutung zusammenhängt.

□ Ja □ Nein

Wenn „Nein“ ➔ ***Weiter mit Frage 4***

3b. Wie stark war Ihr(e) Blähbauch/angespannte Bauchdecke in den vergangenen 10 Tagen?

(Bitte kreuzen Sie eine Zahl zwischen 0 und 100 an, wobei 0 für „kein Blähbauch“ und 100 für „sehr starker Blähbauch“ steht)

O 0 (Kein Blähbauch)
O 10
O 20
O 30
O 40
O 50
O 60
O 70
O 80
O 90
O 100 (Sehr starker Blähbauch)

4. Wie unzufrieden sind Sie mit Ihrer Darmfunktion in den letzten 10 Tagen?

(Bitte geben Sie eine Zahl zwischen 0 und 100 an, wobei 0 für „nicht unzufrieden“ und 100 für „sehr unzufrieden“ steht)

O 0 (Nicht unzufrieden)
O 10
O 20
O 30
O 40
O 50
O 60
O 70
O 80
O 90
O 100 (Sehr unzufrieden)

5. Wie sehr haben die Bauchschmerzen oder -beschwerden bzw. die veränderte Darmfunktion Ihr Leben im Allgemeinen in den vergangenen 10 Tagen beeinflusst oder beeinträchtigt?

(Bitte geben Sie eine Zahl zwischen 0 und 100 an, wobei 0 für „überhaupt nicht“ und 100 für „vollständig“ steht)

O 0 (Überhaupt nicht)
O 10
O 20
O 30
O 40
O 50
O 60
O 70
O 80
O 90
O 100 (Vollständig)

Auswertung: Jede Frage kann max. 100 Punkte ergeben. Am Ende werden die Punkte zusammengezählt. Bei Frage 2: Die angegebenen Tage werden mit dem Faktor 10 multipliziert.
(Quelle und das Copyright: Rome Foundation)

Die maximale Punkteanzahl im IBS-SSS beträgt 500 Punkte, was eine maximale Symptomausprägung bedeutet. Nach dem Punkteergebnis lässt sich eine klassische Reizdarmsymptomatik einerseits ausschließen (< 75 Punkte), andererseits lässt sich der Schweregrad des RDS einteilen in einen milden (75–175 Pkt.), mäßigen (175–300 Pkt.) und einen massiven Ausprägungsgrad (300–500 Pkt.).

Der IBS-SSS wird gerne zur Durchführung von Studien herangezogen, um beispielsweise den Effekt der Bauchhypnose zu dokumentieren. In den meisten Studien wird immer dann von einer deutlichen Symptomreduktion gesprochen, wenn sich die Punkteanzahl im IBS-SSS um mindestens 50 Punkte reduziert. In den Reizdarmstudien werden meist Betroffene mit massivem Ausprägungsgrad (IBS-SSS > 300 Pkt.) untersucht. Die Studien haben gezeigt, dass sich durch die Bauchhypnose bei rund 75 % der Patientinnen eine Symptomreduktion um mindestens 50 Punkte erreichen lässt. Gerade wenn man als Therapeutin beginnt, die Bauchhypnose an Patientinnen durchzuführen, kann es Sinn machen und von eigenem Interesse sein, den IBS-SSS vor Beginn und nach Ende der Behandlung, sprich nach der allerletzten Sitzung von der Patientin ausfüllen zu lassen. Die Überprüfung des Behandlungserfolges ist nicht nur ein wertvolles Feedback für die Patientin, sondern auch für die Therapeutin, um die eigene therapeutische Wirksamkeit zu reflektieren. Das mag nach zusätzlichem Stress für die Therapeutin klingen, gerade zu Beginn, wo man sich in aller Regel noch nicht sattelfest in der Durchführung der einzelnen Sitzungen fühlt. Aber meiner persönlichen Erfahrung nach hilft diese Dokumentation sogar dabei, das Vertrauen in die Methode und die eigene therapeutische Wirksamkeit zu stärken, weil man schwarz auf weiß sehen kann, welchen Effekt die Hypnose erzeugt. Man überzeugt durch die Resultate des IBS-SSS aber natürlich auch die Patientin von der heilsamen Kraft ihres Unterbewusstseins, womit das Vertrauen in den eigenen Körper gestärkt wird. Das wiederum motiviert sie, die Selbsthypnose weiter im Sinne ihrer Gesundheit zu praktizieren. Zögern Sie also nicht, den IBS-SSS an Patientinnen auszutesten und lassen Sie sich von den Ergebnissen am Therapieende überraschen.

6.2 Das Aufklärungsgespräch

Wie erklären sich die Betroffenen selbst ihre Symptomatik?
Im Rahmen des Erstgesprächs soll auch die Frage geklärt werden, was die Patientin selbst als Ursache ihrer Symptomatik vermutet und welches Erklärungsmodell sie bereits für sich entwickelt hat. Manchmal ist da sehr emotional etwas zu hören wie *„Ich habe keine Ahnung. Ich habe das Gefühl, mein Bauch will mich einfach nur ärgern und mir das Leben vermiesen.“* Solche Aussagen zeigen den oft hohen Grad an Frustration, der bei manchen Patientinnen bis zur Autoaggression gehen kann. Einige Betroffene haben das Gefühl, einem Feind im Inneren hilflos ausgesetzt zu sein. Gerade diese Machtlosigkeit gegenüber der scheinbaren Willkür des eigenen Körpers kann in eine Spirale der Frustration und des mangelnden Vertrauens in die eigenen Kräfte führen. Die Patientinnen sind dann in ihrer „Problemtrance“ gefangen. In diesem Zustand sind sie einer Veränderung nur schwer zugänglich, und zwar so lange, bis sie aus dieser pathologischen Trance herausgeführt und in eine salutogenetische „Eu-Trance“ überführt werden.

Es ist daher essenziell für den weiteren Verlauf und den Erfolg der Therapie, dass man als Therapeutin das Erklärungsmodell der Patientin und ihre Erlebniswelt kennt. Es ist im Speziellen darauf zu achten, ob es sich dabei um ein problemstabilisierendes Erklärungsmodell handelt. Wenn die Patientin zum Beispiel davon überzeugt ist, dass ihren Symptomen ein mechanisches Problem im Darm zugrunde liegen muss und die Ärztinnen sicher irgendetwas bei der Darmspiegelung übersehen haben, das eigentlich medikamentös oder operativ behandelt werden müsste, dann braucht man mit den Hypnosesitzungen erst gar nicht beginnen. Der Glaube an eine Ursache, die einer hypnotherapeutischen Arbeit per se nicht zugänglich scheint, muss also ausgeräumt werden, da sonst „ein Teil" der Patientin mit großer Wahrscheinlichkeit innerlich gegen den Behandlungserfolg arbeitet. Die Folge wäre ein lediglich halbherziges Einlassen auf die Hypnose, was dem effektiven Trance-Erleben entgegenwirkt und letztlich auch das Vertrauen in die eigenen regenerierenden Kräfte des Körpers schwächt. Gerade im Hinblick auf diesen Aspekt ist es so wichtig, dass die Symptomatik hinreichend medizinisch abgeklärt wurde, die Diagnose „Reizdarm" ärztlich gesichert ist und somit keine Zweifel mehr offenbleiben.

Genauso wie ein Erklärungsmodell problemstabilisierend sein kann, kann ein kohärentes Erklärungsmodell auch den Therapieerfolg begünstigen. Daher ist es von zentraler Bedeutung, dass die Patientin ein klares Verständnis von der Genese ihrer Symptomatik generiert.

Wie erklärt man Betroffenen ihren Reizdarm?
Beim Reizdarmsyndrom ist dieses kohärente Erklärungsmodell vor allem die Störung der Darm-Hirn-Achse, die sich in einem veränderten Informationsaustausch zwischen Kopf- und „Bauchgehirn" widerspiegelt. Damit einher geht die Hypersensibilität der Nervenfasern des Darmgeflechts (s. Kap. 1). Hier helfen einfache Erklärungssätze wie: *„Die Nerven des Darms sind in einer Art Übererregung und schicken nervöse Signale, sowohl an die Muskeln des Darms (was zu Durchfall, Krämpfen oder auch Verstopfung führen kann) als auch an das Gehirn (wo dann Unruhe und Schmerzen wahrgenommen werden). Das Gehirn gerät dadurch ebenfalls in einen Erregungszustand und aktiviert die Stressspirale, die sich wiederum negativ auf die Verdauung auswirkt. Und hier kann man durch Hypnose wieder Entspannung in das System hineinbringen und die Nervenaktivität wieder beruhigen und harmonisieren"*.

Hier hat es sich besonders bewährt, den Patientinnen die Darm-Hirn-Achse skizzenhaft aufzuzeichnen und zu erklären, wie Hirn und Darm miteinander kommunizieren und wie die Darmwirksamen Bilder im Rahmen der Hypnose über den Informationskanal des Rückenmarks auf den Darm einwirken. Eine beispielhafte Darstellung könnte so aussehen wie in Abb. 6.1.

Durch die Hypnose wird die Wahrnehmungsschwelle für Signale aus dem Darm wieder angehoben, sodass Unruhegefühle sowie Schmerzsignale aus der Bauchgegend verringert werden (Abb. 6.2).

Wenn der Patientin diese Erklärung einleuchtet, dann kann sie sich nachvollziehbar und leichter vorstellen, dass die folgenden Hypnosebehandlungen tatsächlich etwas bewirken können. Es geht an dieser Stelle nicht darum, der Patientin etwas einzureden, damit sie nur ja an die Hypnose glaubt. Die Wirkung der Hypnose ist nicht dadurch erklärbar, dass man an sie glaubt, im Sinne eines Placeboeffektes. Sie erfordert jedoch ein Sich-Einlassen vonseiten der Patientin. Doch dieses Sich-Einlassen geschieht gewöhnlich nur dann, wenn die Patientin auch glaubt, dass die Hypnose etwas bewirken kann.

Abb. 6.1 Darm-Hirn-Achse. (Quelle: eigene Darstellung Wolf-Dieter Nagl)

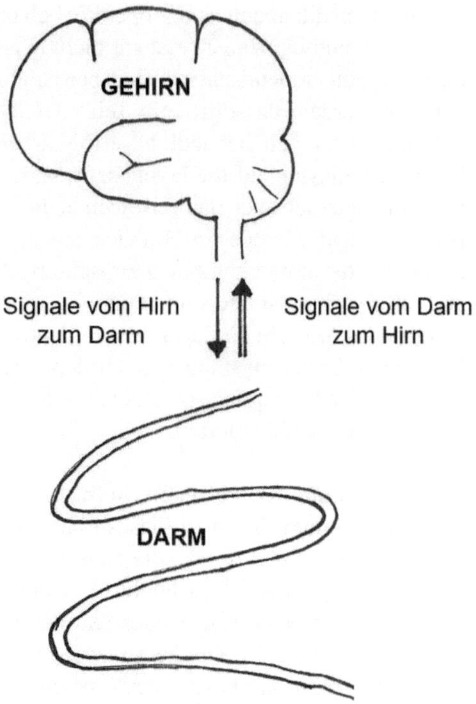

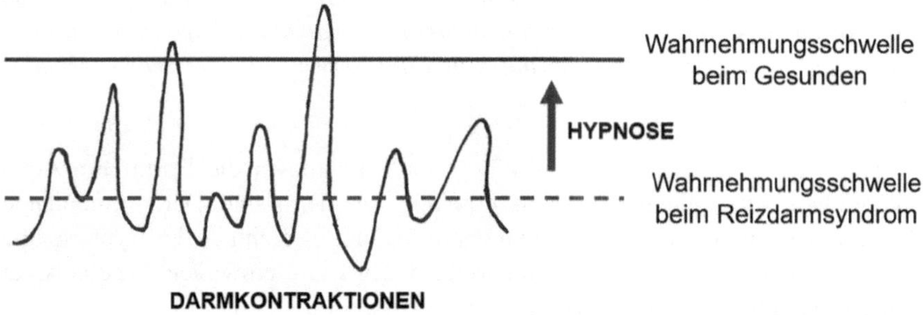

Abb. 6.2 Veränderung der Wahrnehmungsschwelle. (Quelle: eigene Darstellung Gabriele Moser und Wolf-Dieter Nagl)

Ein kohärentes, d. h. stimmiges Erklärungsmodell der eigenen Symptome wie auch der spezifischen Wirkweise der Hypnose hilft der Patientin also, an eine mögliche Veränderung zu glauben. Es gibt ihr den häufig verloren gegangenen Glauben wieder zurück, dass sich ihre Symptome vielleicht doch verbessern lassen, auch wenn vieles, was sie bereits versucht hat, bisher erfolglos geblieben ist. Daher ist dieses Aufklärungsgespräch ein wesentlicher Schritt, die Patientin aus der „Problemtrance" herauszuführen und sie für das Erleben eines heilsamen Prozesses zu öffnen. Dabei ist es wichtig, der Patientin ihr bisheriges Erklärungsmodell, sofern eines besteht, auf keinen Fall ausreden zu wollen, sondern vielmehr darauf einzugehen und bestehende Sorgen, Fantasien und Zweifel offen anzusprechen und zu klären. Erst wenn Zweifel und Befürchtungen ausgeräumt sind, können die wichtigen Informationen des Aufklärungsgesprächs angenommen werden und den Weg für Veränderung frei machen.

Wie erklärt man Betroffenen ihre chronisch entzündliche Darmerkrankung?
Patientinnen, die mit chronisch entzündlichen Darmerkrankungen zur Bauchhypnosebehandlung kommen, haben in aller Regel bereits ein medizinisches Erklärungsmodell für ihre Beschwerden. Da sie bereits fachärztlich abgeklärt und oft vorbehandelt sind, hat eine Aufklärung über die entzündliche Ursache der Bauchbeschwerden meist bereits stattgefunden. Dennoch ist es wichtig, im Erstgespräch noch einmal zu erfragen, ob sie wissen, worum es ich beim Morbus Crohn oder der Colitis ulcerosa handelt und was sie sich unter einer Darmentzündung vorstellen.

Da die Patientinnen meist darüber aufgeklärt wurden, dass sie unter einer chronischen Erkrankung leiden, die als „nicht heilbar“ gilt, ist es wichtig, diesen Aspekt gemeinsam mit den Betroffenen zu besprechen. Da es nämlich auch regelmäßig Patientinnen mit chronisch entzündlichen Darmerkrankungen gibt, die oft Jahre oder gar Jahrzehnte lang keinen Entzündungsschub haben oder überhaupt nur eine einmalige Entzündungsepisode hatten, ist aus meiner Sicht auch die Bezeichnung „nicht heilbar“ zu hinterfragen. Denn gerade dieser Wortlaut kann problemstabilisierend wirken, einen negativen Gedankenkreislauf lebendig halten und den Glauben an eine Verbesserung stark beeinträchtigen.

Im Rahmen des Aufklärungsgesprächs ist es daher wichtig, den Patientinnen zu vermitteln, dass sie selbst sehr wohl etwas zu ihrer Darmgesundheit beitragen können. Es gilt zu erwähnen, dass hypnotherapeutische Interventionen nachweislich entzündungshemmende Effekte in der Darmschleimhaut bewirken und sich das Auftreten entzündlicher Schübe beispielsweise bei Colitis ulcerosa durch Hypnose nachweislich verringern lässt (s. Abschn. 2.5). Wenn die Patientin schließlich ein kohärentes Verständnis für ihre Symptome, aber auch für ihre Selbstwirksamkeit entwickelt hat, folgt nun im weiteren Verlauf des Gesprächs die Aufklärung über die Wirkweise der Hypnose sowie über den weiteren therapeutischen Prozess.

6.3 Das Hypnose-Vorgespräch

Klären von Mythen und Missverständnissen
Viele Patientinnen, die zur Hypnose kommen, haben ein gewisses Maß an Verunsicherung und Skepsis gegenüber der Hypnose. Meist bestehen Vorurteile oder falsche Grundannahmen darüber, was Hypnose ist und was dabei mit den Hypnotisierten geschieht. Diese Vorstellungen und Assoziationen rühren meist von Show-

hypnosen oder Filmen, bei denen häufig ein falsches Bild von Hypnose transportiert wird. Zu den falschen Mythen zählen unter anderem folgende Vorstellungen:

- dass man sich in Hypnose in einer Art Schlafzustand befindet, in dem man nichts mitbekommt.
- dass man nach der Hypnose „aufwacht" und irgendetwas hat sich im Unterbewusstsein durch „die Eingabe" der Hypnotiseurin von allein verändert, sprich ohne eigenes Zutun.
- dass man in Hypnose willenlos ist und die Kontrolle verliert. Einige Patientinnen befürchten dabei, dass sie in Hypnose vielleicht Dinge sagen oder tun, die sie eigentlich gar nicht wollen, sie also der Hypnotiseurin in irgendeiner Form ausgeliefert sind.
- dass man in Hypnose „steckenbleiben" kann und nicht mehr „herauskommt".
- Häufig wird von den Patientinnen auch bezweifelt, ob die Hypnose bei ihnen überhaupt funktioniert, weil es ihnen üblicherweise sehr schwerfalle, „die Kontrolle abzugeben" und „loszulassen".
- Andere wiederum haben die nicht ganz unberechtigten Bedenken, dass in Hypnose Erinnerungen an schlimme vergangene Erfahrungen und bedrückende Emotionen hochkommen können, die sie mitunter lieber nicht erleben möchten.

All diese Bedenken sollten angesprochen und mit der Patientin geklärt werden. Gerade in Bezug auf die letztgenannte Sorge, dass durch die Hypnose eventuell alte Wunden wieder aufreißen könnten, sollten die Patientinnen darüber aufgeklärt werden, dass die Trance-Erlebnisse im Rahmen der Bauchhypnose in aller Regel angenehme und entspannende Erfahrungen sind, die nicht darauf abzielen, Erlebnisse aus der Vergangenheit zu bearbeiten. Dennoch kann das Hochkommen vielleicht verdrängter Gefühle während der Trance nicht ausgeschlossen werden.

Wichtig ist auch darauf hinzuweisen, dass die Patientin während der Hypnose zu jedem Zeitpunkt in der Lage ist, die Trance zu unterbrechen und die Hypnose für sich zu beenden, sollte sich irgendetwas unangenehm oder nicht stimmig anfühlen. Für jene Patientinnen, die Angst haben, die Kontrolle zu verlieren, kann folgende Formulierung hilfreich sein: *„Sie verlieren in Hypnose in keiner Weise die Kontrolle, weil sie zu jedem Zeitpunkt selbst entscheiden können, ob Sie aus der Trance aussteigen und die Augen öffnen oder in der Entspannung bleiben. Im Gegenteil, Sie können durch den Kontakt mit Ihrem Unterbewusstsein wieder die Kontrolle über Darmfunktionen gewinnen, von denen Sie zuvor kontrolliert wurden."*

Wie erklärt man den Patientinnen, was Hypnose ist?
Nach Klärung aller möglichen Mythen und Bedenken wird nun die tatsächliche Wirkweise der Hypnose erklärt. Dabei hat es sich als sehr hilfreich erwiesen, anhand einer Skizze des Eisberg-Modells das Unterbewusstsein zu erklären, um den Prozess der Hypnose zu erläutern (s. Kap. 3). Gerade die Erklärung, dass der Darm vom autonomen Nervensystem gesteuert wird und sich prinzipiell der willentlichen Kontrolle entzieht, sich aber in Hypnose über innere Bilder beeinflussen lässt, soll hier als kohärentes Wirkmodell der Hypnose dienen. Dafür empfiehlt es sich, mit der Patientin die „Zitronenübung" aus Kap. 3 zu machen.

Erfahrungsgemäß gelingt die Zitronenübung bei über 90 % der Patientinnen und fungiert als wunderbarer „Convincer", der die Wirkung hypnotischer Bilder direkt erlebbar macht. Hier ist die weiterführende Erklärung hilfreich, dass es für unterschiedliche Organfunktionen unterschiedliche Bilder gibt. Sich eine Zitrone mit all seinen Sinnen vorzustellen, aktiviert beispielsweise die Speicheldrüsen. Wieder andere Bilder wirken sich auf die Geschwindigkeit der Darmbewegungen aus und andere auf die Schmerzverarbeitung und die Signale aus dem Darm. Und genau mit solchen Bildern wird im Rahmen der Bauchhypnose gearbeitet. Nach diesem Erstgespräch ist der Boden bereitet, um mit der ersten Hypnose beginnen zu können.

Literatur

Betz C, Mannsdörfer K, Bischoff S (2013) Validierung des IBS-SSS. Z Gastroenterol 51:1171–1176

Francis C, Morris J, Whorwell P (1997) The irritable bowel severity scoring system: a simple method of monitoring irritable bowel syndrome and its progress. Aliment Pharmacol Ther 11:395–402

Manuskripte

7

Wolf-Dieter Nagl

Zusammenfassung

Die fertigen Manuskripte für die ersten 8 Therapiesitzungen dienen als Vorlage, um mit der Bauchhypnose beginnen zu können. Sie sind als Vorschlagstexte zu verstehen, die sich je nach Symptomatik der jeweiligen Patientin, aber auch je nach Fantasie der Therapeutin individuell adaptieren lassen.

- *Die fertigen Manuskripte für die ersten 8 Therapiesitzungen dienen als Vorlage, um mit der Bauchhypnose beginnen zu können. Sie sind als Vorschlagstexte zu verstehen, die sich je nach Symptomatik der jeweiligen Patientin, aber auch je nach Fantasie der Therapeutin individuell adaptieren lassen.*

Allgemeine Überlegungen

Die folgenden 8 Manuskripte für die Bauchhypnose-Sitzungen des Wiener Protokolls sind als Vorlagen zu verstehen, die für den Beginn der therapeutischen Arbeit die notwendige Orientierung geben sollen. Theoretisch könnten die vorliegenden Manuskripte den Patientinnen einfach vorgelesen werden. Ich lade Sie aber ein, für jedes Manuskript Ihr eigenes Wording zu finden und eigene Manuskripte für jede Sitzung zu erstellen. Unsere Art, Hypnosen anzuleiten, wird sich von Ihrer persönlichen Sprechweise und Wortwahl unterscheiden. Nehmen Sie sich also am besten jene Passagen heraus, die gut zu Ihnen passen, und erweitern Sie diese um Ihre eigenen Ideen und Sprachmuster. Je mehr Sitzungen Sie anleiten und je mehr Er-

W.-D. Nagl (✉)
Praxis Dr. Wolf-Dieter Nagl, Mödling, Österreich

W.-D. Nagl, G. Moser, *Bauchhypnose in Theorie und Praxis*,
https://doi.org/10.1007/978-3-662-70440-0_7

fahrungen Sie machen, desto mehr werden Sie auch freier sprechen können und sich von Ihrer Intuition leiten lassen. Zu Beginn ist es oft hilfreich, den roten Faden der jeweiligen Sitzung sowie manche Textpassagen auswendig zu lernen. Das gibt Sicherheit und Struktur und hilft Ihnen, sich beim Anleiten selbst auf die Trance einzulassen. Die einzelnen Sitzungen bestehen jeweils aus einer Trance-Induktion, gefolgt von der eigentlichen Wirkhypnose („Der sichere Ort", „Der Baum" etc.). In manchen Hypnosesitzungen werden bestimmte Bilder oder Gefühlszustände verankert und entsprechend im Text des jeweiligen Manuskriptes speziell hervorgehoben („Verankerung"). Anschließend daran erfolgt ebenfalls in manchen Sitzungen ein posthypnotischer Auftrag, sprich das Angebot an die Hypnotisandin, dieses Bild bzw. Gefühl untertags immer wieder einmal zu aktivieren. Die Rückholung markiert schließlich das Ende jeder Hypnosesitzung und erfolgt immer auf die gleiche Weise durch ein angeleitetes Zählen von 1 auf 5. Diese wird im Rahmen der ersten Sitzung „Der sichere Ort" detailliert beschrieben und soll immer in gleicher Weise auch in jeder anderen Hypnosesitzung zum Abschluss erfolgen.

Trance-Induktionen

Für jede Sitzung wurde eine eigene Trance-Induktion entwickelt, die thematisch auf den inhaltlichen Rahmen der jeweiligen Sitzung abgestimmt ist. So dient beispielsweise die „Schalter-Induktion" als Trance-Einleitung zur nachfolgenden Sitzung „Der Raum der Möglichkeiten", in welchem ebenfalls Schalter und Knöpfe für die Beeinflussung der Darmfunktionen suggeriert werden. Die Idee dahinter ist, das Gehirn bereits auf das folgende Erleben zu primen und eine kohärente Geschichte kontinuierlich aufzubauen. Im Rahmen des Behandlungsprotokolls erleben die Patientinnen somit 8 verschiedene Trance-Induktionen. Den Patientinnen wird vorgeschlagen, sich für das Üben zu Hause die jeweils wirkungsvollste Induktion auszusuchen, die ihnen am besten hilft, schnell und tief in Trance zu gehen.

Speziell beim Durchführen der Treppeninduktion sollten Sie die Patientin vorher fragen, ob die Vorstellung, eine Treppe der Trance nach unten zu gehen, möglicherweise Unbehagen auslöst. Dies kann manchmal der Fall sein, insbesondere wenn Menschen unangenehme oder gar traumatische Erfahrungen beispielsweise mit Kellern gemacht haben. Alternativ können Sie dann die Patientin eine Treppe der Trance nach oben gehen lassen, um die Trance weiter zu vertiefen.

Erstellen eigener Manuskripte

Für die letzten Sitzungen, d. h. ab Sitzung 9, lade ich Sie ein, eigene Manuskripte zu verfassen und Ihrer Fantasie freien Lauf zu lassen. Für die Erstellung eigener Manuskripte lesen Sie sich noch einmal den Abschnitt „Die Wirkweise Bauchgerichteter Suggestionen" in Abschn. 3.1.1 durch. Solange Sie sowohl allgemeine als auch darmspezifische Suggestionen in Ihre Sitzungen einfließen lassen, werden Sie dem allgemeinen Wirkprinzip der Bauchhypnose Rechnung tragen. Als thematische Rahmen können entweder wieder Naturerlebnisse dienen oder die Modulation der Darmfunktionen. Hierbei empfiehlt es sich, die jeweiligen Bilder an die individuelle Erlebniswelt der Patientin, aber auch an die aktuelle Jahreszeit anzupassen. So kann beispielsweise bei einer wintersportaffinen Patientin auch Skifahren im Pulverschnee als inhaltlicher Rahmen dienen. Dabei kann das rhythmische Schwingen durch den Schnee mit den geschmeidigen Bewegungen des Darms verknüpft werden kann etc. Diesbezüglich können Sie auch die Patientinnen direkt fragen, was sie gerne erleben möchten, und sich für die nächste Sitzung ein maßgeschneidertes Manuskript überlegen.

Folgende Beispiele sollen Ihnen als weitere Anregungen dafür dienen:

- **„Eine Bootsfahrt auf dem See"**
  Das sanfte Schaukeln des Bootes und die Wellen des Wassers können mit den sanften Bewegungen des Darms verknüpft werden. Die Stille unterhalb des Wassers mit der Ruhe im Bauch, unterhalb der Wahrnehmungsschwelle.
- **„Eislaufen auf dem Teich"**
  Auch hier können die gleichmäßigen Schaukelbewegungen des Eislaufens mit den dynamischen und rhythmischen Bewegungen des Darms verbunden werden. Das mühelose Dahingleiten am Eis, das selbstständige Gleiten der Nahrung durch den Darm symbolisieren etc.
- **„Ein Flug im Cockpit"**
  Hier kann das Cockpit als Schaltzentrale für den „Flugzeugkörper" mit dem Kontrollzentrum des eigenen Gehirns verknüpft werden, das den „inneren Motor" beschleunigen oder verlangsamen kann, das Flugzeug zu neuen Zielen, ersehnten Orten aufbrechen lässt. All die Knöpfe, Hebel und Schalter regulieren die dafür notwendigen Funktionen und Veränderungen.
- **„Das Dirigieren eines Orchesters"**
  Hier kann das Unterbewusstsein als Dirigentin im „Orchestergraben des Lebens" auftauchen. Die Musikerinnen als Organe, deren Instrumente (die Zellen) werden angeleitet, in der richtigen Lautstärke, dem passenden Tempo, der richtigen Dynamik zu spielen etc.

Lassen Sie Ihrer Fantasie und Ihrem individuellen Ideenreichtum freien Lauf und scheuen Sie sich nicht davor, neue Wege zu gehen. Gerade die ständige Erweiterung des eigenen Fantasieraumes, das kontinuierliche Hinzukommen von neuen Formulierungen und Vorstellungsbildern macht die Durchführung der Bauchhypnose zu einer stets lebendigen und sich immer weiterentwickelnden therapeutischen Praxis, die sowohl für Therapeutinnen als auch für die Patientinnen wunderbare Erfahrungen ermöglicht. An dieser Stelle möchte ich mich auch bei Herrn Mag. Johannes Peter bedanken, der mich zu Beginn meiner therapeutischen Tätigkeit mit seinen Manuskripten inspiriert hat und damit auch zu diesen vorliegenden Texten beigetragen hat. Wir wünschen Ihnen viel Freude und Inspiration mit den folgenden Manuskripten und im Besonderen viel Erfolg bei Ihrer therapeutischen Arbeit!

7.1 Der sichere Ort

Induktion – Erste Entspannungstrance

Ich bitte Sie nun, die Augen zu schließen, oder wenn es Ihnen angenehmer ist, können Sie auch einen ganz bestimmten Punkt an der Zimmerdecke fixieren … bis sich das Gefühl von selbst einstellt, die Augen schließen zu wollen … zu spüren, wie die Augenlider angenehm schwer und ruhig werden … und Sie dürfen nun ganz ankommen an diesem Ort hier … in diesem Raum … in Ihrem Körper … und gönnen Sie sich die nächsten 30 bis 45 min wirklich nur für sich selbst … einmal nichts leisten zu müssen … einfach meiner Stimme zu lauschen … den eigenen Körper zu spüren … um für sich selbst da zu sein … sich eine angenehme Auszeit zu nehmen von der Welt da draußen … und dem üblichen Alltag … und spüren Sie nach, wie es Ihnen jetzt in diesem Moment gerade geht … ob Ihnen etwas Bestimmtes im Geist umhergeht … vielleicht eine Situation, die Sie heute erlebt haben … oder ein bestimmtes Thema, das Sie derzeit bewegt … alles darf sein, wie es gerade ist … nehmen Sie es einfach nur wahr … während Sie meiner Stimme lauschen, die Sie begleitet … manchmal kann es angenehm sein, sich vorzustellen, dass alle diese Themen und Gedanken wie Wolken am Himmel sind … Wolken, die manchmal groß oder sogar dunkel und dicht werden … bevor sie letztlich wieder vom Wind durchzogen werden … sich wieder auflösen … manchmal verlieren wir uns in ihnen … aber Sie können sie auch einfach nur beobachten und vorbeiziehen lassen … und dem blauen Himmel darüber Raum geben … ihn größer werden lassen … denn so, wie die Wolken nicht der Himmel selbst sind … sondern nur dort auftauchen … eine Weile verbleiben … und dann wieder vorüberziehen … so sind auch Sie nicht Ihre Gedanken … dahinter liegt ein Horizont unberührten, freien Bewusstseins … unzähliger Möglichkeiten … und so können Sie alle Gedanken des Tages einmal ziehen lassen und ganz im Hier und Jetzt ankommen … während sich dieser Raum zwischen Ihnen, die Sie hier liegen, und den Themen weit oben mehr und mehr ausdehnt … und eine beginnende Klarheit sich immer leichter und freier anfühlt … während Ihr Körper dabei tiefer und tiefer in einen angenehmen und natürlichen Zustand der Entspannung gleitet … weil der Geist alles loslassen kann, was nicht zu dieser Entspannung gehört … weil alles, was wirklich wichtig ist, ohnehin nicht verloren gehen kann … und so kann eine sanfte Welle der Entspannung sich mühelos ausbreiten … sich selbst ihren Weg suchen … durch den Körper …

Und fühlen Sie nun in Ihren Körper hinein, wie er auf der Liegefläche aufliegt … und mit jedem Ausatmen tiefer einsinkt in die Unterlage … und wie die eigene Atmung Ihren Brustkorb und Ihre Bauchdecke langsam hebt und senkt … während Ihr Gewand oder auch die Decke Sie wohlig umhüllt … und spüren Sie in jene Bereiche des Körpers hinein, die die Unterlage am intensivsten berühren … Ihre Fersen … die Hinterseite der Unterschenkel … die Oberschenkel, wie sie in die Liegefläche einsinken … mit jedem Atemzug mehr und mehr Gewicht in die Unterlage abgeben … und sich alles löst, was nicht gebraucht wird … und dabei kann eine bleierne Schwere in Ihre Beine einfließen … eine Schwere in den Beinen, die sich mit jedem Ausatmen noch mehr und mehr vertieft … ganz schwer … und verfolgen Sie Ihre Körperempfindungen weiter hinauf, zu Ihrem Gesäß … und den Kontakt mit der Liegefläche … die gesamte Fläche des Rückens … die Schultern, die sich ebenfalls mehr und mehr entspannen … alle Muskeln dürfen dabei ganz weich und schwer werden … angenehm warm werden … alles darf abfließen, was nicht gebraucht wird … und wenn die Muskeln so tief entspannen, dann lässt sich wahrnehmen, wie sich eine angenehme Ruhe im Körper ausbreitet … ganz sanft und ruhig … und wie sich mögliche Spannungen im Körper mit jeder Ausatmung mehr und mehr lösen … mit jeder Einatmung fließt frische Energie in den Körper … und diese nährende Energie strömt mit jeder Einatmung in alle Zellen Ihres Körpers … und mit jeder Ausatmung fließt alles von Ihnen ab, was Sie nicht mehr brauchen … darf sich alles Überflüssige entladen und in die Unterlage abfließen … alles dürfen Sie dabei loslassen … und während die Einatmung Ihren Körper nährt und mit frischer Energie versorgt, können sich Ihre Muskeln bei jeder Ausatmung tiefer und tiefer entspannen … und sich dabei immer noch schwerer anfühlen … und dabei sinkt Ihr Körper tiefer in die Unterlage ein und alles fließt ab … wie entlang von Wurzeln eines Baumes, die tief ins Erdreich hinabführen … Wurzeln, die mit dem Erdboden verbunden sind, der Sie nährt und Ihnen guten Halt gibt … so beginnen auch Sie, sich tiefer und tiefer zu entspannen … und beim Ausatmen werden die Beine ganz schwer … ganz schwer … und eine bleierne Schwere macht sich nun auch in Ihren Unterarmen breit … ganz schwer … und angenehm … und auch Ihre Schultern werden ganz schwer … und schwerer …

Und während sich die Atmung rhythmisch und gleichmäßig in Ihrem Körper bewegt … breitet sich mit dieser Ruhe mehr und mehr Harmonie in Ihrem Körper aus … wie sanfte Wellen … jede Zelle badet in einem See der Ruhe … der Rhythmus jedes Atemzuges bewirkt, dass die Ruhe um den Körper herumfließt … und jede Zelle die Ruhe und alles, was sie braucht, aufnimmt … wie das Blut sanft mit jedem Herzschlag durch den Körper strömt … und die Zellen sich das nehmen, was sie brauchen … den Sauerstoff … die Nährstoffe … und immer wenn Sie sich auf diese Weise entspannen, sorgen Sie für ein harmonisches Gleichgewicht in sich … in Ihrem Geist … und in all Ihren Zellen … und bereiten den Boden für Veränderung … für die Dinge, die Sie sich wünschen … wenn Sie so zur Ruhe kommen, beginnt die Intelligenz des Körpers, alle Heilprozesse fließen zu lassen … auf eine natürliche Art und Weise beruhigen sich die Organe … und sie beginnen in ihrem Rhythmus zu arbeiten und miteinander zu kommunizieren … während Sie einfach weiter und gleichmäßig ein- und ausatmen … vielleicht wollen Sie sich vorstellen, wie beim Einatmen ein warmes Licht irgendwo in den Körper einströmt … und von dort strahlt dieses angenehme, wohltuende, warme Licht in alle Regionen Ihres Körpers … und erfüllt Ihre Zellen mit Energie und neuer Kraft … alle Zellzwischenräume bis in die kleinsten Moleküle füllen sich mit dieser wunderbaren Farbe … und Sie genießen, wie dieses warme Licht Sie durchströmt …

Der sichere Ort

Und vielleicht erinnert Sie dieses angenehme Gefühl, das sich in Ihrem Körper ausbreitet, an einen besonderen Ort, den Sie kennen, an dem Sie sich besonders wohl fühlen … wo Sie sich sicher fühlen … und sich voller Vertrauen fallen lassen können … ein Ort, den Sie vielleicht kennen … oder ein Ort, der in Ihrer Fantasie ganz von selbst auftaucht … vielleicht irgendwo in der Natur … oder geschützt in einem Innenraum … weil Ihr Unterbewusstsein weiß, welche Energie Sie brauchen und was Ihnen guttut … dieser Ort symbolisiert für Sie einen Ort der Stille und der Erholung … an dem Sie Kraft schöpfen … an dem Sie ganz bei sich sein können … vollkommen ungestört … ganz in Ihrer Mitte … und schauen Sie sich um, wie es dort aussieht … was sehen Sie, wenn Sie um sich blicken? Welche Eindrücke können Sie wahrnehmen? Und spüren Sie nach, was genau diesen Ort für Sie so besonders macht … vielleicht sind es die besondere Energie und die Schwingung … vielleicht die angenehmen Geräusche der Ruhe … schwingende Klangkulissen im Hintergrund der Ruhe … vielleicht sind es Gegenstände oder Pflanzen … oder bestimmte Lebewesen … ein Gewässer … oder einfach eine Weite und Stille … vielleicht liegt ein ganz besonderer und beruhigender Geruch dort in der Luft … und was für Farben können Sie hier wahrnehmen? Und was hören Sie an diesem Ort? Welche Geräusche oder Töne können Sie hier wahrnehmen? Kommen Sie ganz an diesem Ort an … und spüren Sie, was Sie dort auf der Haut fühlen … eine Ihnen angenehme Temperatur … oder einen Lufthauch … eine Wärme … oder eine angenehme Kühle … was immer es ist … auch wenn Sie keine bestimmte Sinneswahrnehmung haben, sondern vielleicht einfach nur ein inneres Wissen um die Energie dieses Ortes … jede Form der Wahrnehmung ist willkommen … auch eine angenehme Leere und Ruhe … es ist gut, so wie es jetzt für Sie ist … und Sie finden an diesem Ort einen ganze besonderen Platz, um sich niederzulassen … dieser Ort ist nur für Sie da … hier können Sie ganz entspannt und in Ruhe bei sich sein … hier können Sie in Ihrem Herzen ankommen … das Herz, der Ort, an dem wir unser Mitgefühl und unsere Wertschätzung für unsere Mitmenschen oder andere Lebewesen, aber auch für uns selbst spüren können … und vielleicht möchten Sie sich verbinden mit einem Gefühl der Dankbarkeit für Ihre eigenen Qualitäten und Fähigkeiten … Qualitäten, die auch andere an Ihnen schätzen … für Ihren Geist … Dankbarkeit auch für das unermessliche Potenzial Ihres Unterbewusstseins … immer wieder Neues zu entfalten … dankbar auch für den eigenen Körper … mit seinen Billionen von Zellen und all den Organen, die jeden Tag für Sie arbeiten … die all diese Arbeit von alleine verrichten … selbst wenn Sie schlafen … dieses Gefühl der Ruhe und des Vertrauens, das Sie an diesem Ort wahrnehmen können, ist Ihr ganz natürlicher und ureigenster Zustand … ein Gefühl von Harmonie und Vollkommenheit … das auf eine ganz natürliche und selbstverständliche Art und Weise immer für Sie da ist … auch wenn Sie es gerade nicht wahrnehmen können … dies ist Ihre ureigenste Quelle …

Verankerung
Speichern Sie sich diesen Ort in Ihrem Geiste gut ab … und Sie können, wann immer Sie es wollen, an diesen Ort zurückkehren … sich mit ihm verbinden … ob im Alltag oder auch in Hypnose … wann immer Sie es brauchen. Und Sie können jetzt diesen Ort noch besser abspeichern und gut verankern, indem Sie jetzt den Daumen und den Zeigefinger Ihrer rechten Hand aufeinander zubewegen, sodass sich deren Fingerspitzen berühren … und pressen Sie Daumen und Zeigefinger aneinander, während Sie diesen Ort wahrnehmen und das angenehme Gefühl in sich weiterhin spüren … atmen Sie dabei tief ein und aus …

Posthypnotischer Auftrag
Sie können auch im Alltag dieses wohltuende Gefühl der Entspannung immer wieder hervorholen und es nutzen … jedes Mal, wenn Sie Daumen und Zeigefinger aneinanderpressen und tief ein- und ausatmen … und dabei kann auch dieser Ort der Ruhe und Sicherheit automatisch im Geiste auftauchen … weil es wohltuend ist,

sich mit ihm zu verbinden … und lassen Sie jetzt die Finger wieder los und atmen Sie ruhig und gleichmäßig weiter …

Rückholung
Nehmen Sie nun wieder Ihren Körper im Raum wahr, wie Sie hier auf dieser Unterlage liegen … wie der Hinterkopf auf der Liegefläche aufliegt, die Schultern und der obere Rücken … das Gesäß … die Unterseite Ihrer Oberschenkel und Unterschenkel … Ihre Fersen … und machen Sie sich bereit, dann langsam wieder in diesen Raum zu kommen.

Ich zähle jetzt gleich von 1 bis 5, und mit jeder Zahl kommen Sie mehr und mehr in diesen Raum zurück, um bei 5 Ihre Augen wieder zu öffnen …

1. … Richten Sie Ihre Aufmerksamkeit wieder mehr von der Innenwelt auf die Außenwelt.
2. … Atmen Sie tief ein und kommen Sie mehr und mehr zurück.
3. … Ihr Körper, die Arme und die Beine fühlen sich wieder ganz leicht an, beweglich und flexibel.
4. … Beginnen Sie langsam, Ihre Finger und Zehen zu bewegen, die Hände zu kreisen. Strecken Sie sich ein bisschen und stellen Sie sich darauf ein, mit der nächsten Zahl Ihre Augen wieder zu öffnen, wo sich der Geist ganz frisch und erholt fühlt.
5. … Öffnen Sie Ihre Augen … wieder ganz zurück im Hier und Jetzt und in diesem Raum, herrlich entspannt und erholt.

7.2 Der Baum

Induktion – Getragen vom Unbewussten
Nehmen Sie jetzt einen tiefen Atemzug und beim Ausatmen schließen Sie die Augen … und lassen Sie jegliche körperliche Anspannung von sich abweichen … genießen Sie den Umstand, jetzt überhaupt nichts leisten zu müssen … einfach nur den Körper zu spüren und meiner Stimme zu lauschen, die Sie permanent begleitet … und Sie spüren die Unterlage, die Sie hält und trägt … aber auch Ihrer Körper trägt Sie … und wenn Sie ganz genau hinspüren, dann können Sie wahrnehmen, dass Ihr Körper, Ihr Unbewusstes immer im richtigen Rhythmus für Sie ein- … und auch wieder ausatmet … und es ist gut zu wissen, dass Ihr Körper, Ihre Atmung, Ihr Unbewusstes immer für Sie arbeitet … auch wenn Sie schlafen … wenn Sie träumen … alles für Sie regelt … einen schützenden Rahmen bildet … der Sie umgibt … umhüllt … der Sie beschützt … das Unterbewusstsein ist dieser mächtige Anteil in Ihnen, der nur das Beste für Sie will … und dafür sorgt, dass jede einzelne Zelle im Körper ihre Aufgaben erfüllt … denn all diese Zellen machen diesen Job von ganz allein … das Herz schlägt hunderttausende Male pro Tag … die Atmung … die Verdauung … alles geht von allein, selbst wenn Sie schlafen … und dieser inneren Kraft zu lauschen … in der Ruhe … sie für sich selbst wirken zu lassen … ein-

fach nur zu sein, ist eine wunderbare Sache … sich um all das gar nicht kümmern zu müssen … einfach nur zu sein … sich eine herrliche Auszeit zu nehmen, von der Welt der draußen, mit all ihren Themen … Gedanken … dem Alltagslärm … um ganz nach innen zu gehen … und Sie hören die Geräusche, die Sie umgeben … und wenn Sie ganz genau hinhören, dann hören Sie auch die Stille zwischen den Geräuschen … während all diese Geräusche der Umgebung in den Hintergrund treten … nur dumpf in weiter Ferne bleiben … und Sie meine Stimme noch deutlicher hören können … und all das hilft Ihnen, in einen angenehmen Entspannungszustand zu gehen … wobei es für diesen Prozess gar nicht wichtig ist, wie tief Sie in die Entspannung gehen … weil es dafür keinerlei Regel gibt … genau so tief … und so angenehm … und so entspannt … wie es für Sie gerade angenehm ist … und während die Atmung von alleine fließt … und sich die Muskeln bei jedem Ausatmen auf natürliche Weise immer noch tiefer entspannen … fühlen sich die Arme und die Beine mit jedem Ausatmen immer noch schwerer an … sinken ganz entspannt in die Unterlage ein … weil sie einmal gar nichts leisten müssen … Und spüren Sie nach, wie es sich anfühlen würde … wenn sich die Arme und Beine heute einmal tiefer entspannen als jemals zuvor … woran würden Sie das merken? Wenn sie so richtig schlaff und schwer einsinken in die Unterlage … denn wenn sich der Körper so maximal entspannt … folgt er seiner Natur der Schwerkraft … wird vom Erdkern magnetisch angezogen … getragen von Mutter Erde … sinkt mit jedem Ausatmen noch tiefer in die Unterlage ein … und während sich der Körper mit jedem Ausatmen immer noch schwerer anfühlt … und sich auch im Hintergrund immer noch tiefer entspannt … folgt der Geist seiner Natur … der Leichtigkeit … des Schwebens … kann sich so leicht fühlen wie eine Feder … die auf den Schultern des Windes getragen heute an einem herrlichen Ort in der Natur landet …

Der Baum

… auf einer wunderschönen Waldlichtung … inmitten einer völlig intakten Natur … wie groß auch immer diese Lichtung ist … eingerahmt von Bäumen und Sträuchern … einer wunderschönen Wiese … Millionen grüner Grashalme … die sich in einem angenehmen Lüftchen wiegen … und sich schaukelnd hin und her bewegen … im gleichen Rhythmus, in dem sich die feinsten Härchen auf der eigenen Haut hin- und herbewegen … eine sonnendurchflutete Lichtung … mit vielen Pflanzen und Bäumen … auf einer Anhöhe vielleicht … ein besonderer Platz, so, wie er für Sie aussehen könnte … vielleicht im Erwachen eines blühenden Frühlings … voller Frische und vitaler Farben … Triebe, die sprossen und keimen … der Geruch frischer aufbrechender Erde … mit all den Trieben und Knospen … die sich da recken … einer wunderbar warm strahlenden Sonne entgegen … die alles wachsen und gedeihen lässt … zur Lebensfreude anregt … all die Farben von grün und braun … oder bunter Blüten … die sich vermischen mit dem vertrauten Duft des Waldes … von feuchtem Moos … oder würzigem Harz … das sich vermengt mit dem sprudelnden Plätschern einer Quelle oder eines kleinen Bächleins irgendwo … und dort, fernab von allem Lärm einer Stadt … im friedlichen Schattenspiel sich wiegender Bäume … sind Sie ganz eingebettet in die uralten Rhythmen des Waldes … ein Teil dieser Natur … wo alles mit allem verbunden ist …

Und wenn Sie an diesem herrlichen Ort umherblicken … was Sie dort wahrnehmen … ringsherum … gibt es Bäume verschiedener Größe und Art … und Sie sind eingeladen … sich einen ganz besonderen Baum zu wählen … der dort an diesem Ort steht und der Sie besonders anspricht … und Sie betrachten diesen wunderschönen Laubbaum … seinen mächtigen Stamm … und die kraftvollen Wurzeln, die tief ins Erdreich hinabführen … und seine prächtige Krone, die sich in alle Richtungen erstreckt … und Sie können ihn aus der Entfernung betrachten … oder näher an ihn herangehen … ihn vielleicht sogar berühren … seine Rinde … um zu spüren, wie sich seine Rinde unter den Handflächen anfühlt … wenn Sie darüberstreichen … ist sie rau und zerfurcht? Oder glatt an manchen Stellen? Und wenn Sie mit Ihren Armen den Stamm umfassen … dann können Sie tief im Inneren die Kraft und Ruhe des Baumes spüren … seine Lebenssäfte … die im Inneren fließen … und wenn Sie nach oben blicken in die Krone … dann können Sie die feinsten Strukturen des Baumes ganz aus der Nähe betrachten … seine kraftvollen Äste … die direkt vom Stamm abzweigen … und sich in alle Richtungen erstrecken … sich immer feiner verästeln … immer filigraner werden … an deren Enden Millionen grüner Blätter hängen … die sich einer nährenden Sonne entgegenstrecken … die all das Licht der Sonne resorbieren … das zurückfließt über die Äste … zum Stamm des Baumes … denn der Baum wächst und gedeiht durch die Fähigkeit, all das Licht, die Energie der Sonne aufzunehmen … und Wasser und Nährstoffe aus dem Boden zu resorbieren … in einem ständigen Kreislauf … denn der Baum ist eingebunden in die Kreisläufe der Natur … folgt in tiefer Selbstverständlichkeit ihren Rhythmen … von Tag und Nacht … dem Rhythmus der Jahreszeiten … und so weiß der Baum ganz genau, wann im Herbst die Zeit gekommen ist … um all die Blätter, die er nicht mehr braucht … die braunen und welken … einfach loszulassen … einfach fallen zu lassen … lässt alles los, was er nicht mehr braucht … was ihm nicht mehr dient … um sich zu reinigen … um Platz schaffen für Neues … und während er loslässt, fällt ein Blatt nach dem anderen … von der kühlen Herbstluft getragen zu Boden … schwebt nach unten … und überzieht mit der Zeit den Boden mit einem bunten Teppich aus Laub … und mit der Zeit werden all die Blätter gar zum Boden selbst … werden von ihm aufgenommen … von ihm resorbiert … sinken mit der Zeit tiefer und tiefer in den Boden ein … und stehen dem Baum … seinen Wurzeln … letztlich wieder als Nährstoffe zur Verfügung … werden von den Wurzeln wieder aufgenommen … resorbiert … in einem ständigen, kontinuierlichen Kreislauf … und all die Nährstoffe und Energie fließen von den Wurzeln Richtung Stamm zurück … sodass der Baum im Winter von seinen eigenen Reserven zehren kann … aus seinem Innersten Kraft bezieht … und eine Phase langsamen, aber stetigen Wachstums durchlebt … bis er schließlich im Frühling wieder aufs Neue erblüht … in vielen Trieben und Knospen … Millionen frische grüne Blätter entfaltet … sodass der Baum im Sommer in seiner ganzen Pracht und Ausdehnung erblüht …

Auch wir Menschen sind eingebunden in die Rhythmen der Natur … in die Kreisläufe des Lebens … und wie dieser Baum im Herbst, haben auch wir die Fähigkeit, Altes loszulassen … Dinge, die uns nicht mehr dienen, loszulassen … alte Gewohnheiten … Muster … wie wir über uns und die Welt denken … einfach loslassen können … alte Muster zu fühlen … ja sogar zu atmen … zu verdauen …

und immer wieder neu werden können … weil sich die Zellen in unserem Körper immer wieder erneuern … mühelos Heilung geschieht … weil der Körper weiß, wie er sie auslöst … und die natürliche Ordnung der Materie herstellt … Dinge loszulassen, um Raum zu schaffen für Neues … so können auch Sorgen wie die Blätter im Herbst abfallen … sanft zu Boden gleiten … sogar alte Erinnerungen, die uns nicht mehr dienen … können wie die Blätter dieses Baumes zu Boden fallen … und stehen uns doch als Nährstoffe der Weisheit immer zur Verfügung … unseren Wurzeln … und in gewisser Weise lassen sich die feinen Wurzeln des Baumes auch vergleichen … mit den feinsten Blutgefäßen in unserem Darm … mit ihrer Fähigkeit, Wasser und Nährstoffe aufzunehmen … alle Zellen rundherum mit Energie zu versorgen … unterhalb der Wahrnehmung … tief im Boden … gar nicht sichtbar … in einem kontinuierlichen Prozess … automatisch … denn der Darm versorgt uns mit Kraft und Energie … gibt unserem Körper Kraft und Festigkeit … gibt auch unserem Denken und Fühlen Kraft … und von dort fließt all die Energie in den Körper … in die Äste der Arme und der Beine … kräftigt uns der Darm von innen heraus … sodass auch wir aus unserem Innersten Kraft beziehen … und wie dieser Baum im Frühling, können auch wir uns immer wieder neu und in einem größeren Rahmen entfalten … und entwickeln … wie die Krone des Baumes, die in vielen Jahrzehnten gewachsen ist … sich immer wieder neu entfaltet … nach oben wachsen kann … und zu den Seiten hin sich ausdehnt … so viele Qualitäten und Fertigkeiten haben Sie bereits entwickelt … und so manche warten noch auf ihre vollständige Entfaltung … für noch mehr Ruhe … Gelassenheit … Wohlbefinden … und so wachsen Sie immer weiter … erstrahlen in Ihrer gesamten Ausdehnung …

Und der Baum steht schon so lange an seinem Platz … unverrückbar … sein ganzes Leben lang … so viele Jahrzehnte und noch länger … fest und standhaft in seiner starken Mitte ruhend … hat so viele Stürme erlebt … hat so vielen Unwettern trotzen müssen … Regen … Eis … Stürmen … hat sich immer wieder standhaft, aber auch flexibel zeigen müssen … und ist doch in dem Vertrauen immer weitergewachsen, all diesen Unwettern standzuhalten … darin stecken seine große Kraft und Beständigkeit … mit jedem Sturm sind seine Äste nur noch kräftiger und gleichzeitig flexibler geworden … reichen seine Wurzeln nur noch tiefer ins Erdreich … umfassen dort so manchen Felsen …

Auch wir Menschen sind häufig Stürmen ausgesetzt … herausfordernden Ereignissen … starken Emotionen … und körperlichen Empfindungen … und wachsen doch in dem Vertrauen immer weiter, all diesen Ereignissen standzuhalten … so werden auch wir dadurch reifer … können flexibler damit umgehen … denn auch wir sind verwurzelt … in uns … aber auch mit Orten und Tätigkeiten, die uns Halt geben … verbunden und verwurzelt auch mit besonderen Menschen … wachsen dadurch immer weiter … und je mehr wir in unsere Wurzeln vertrauen können, desto leichter fällt es dabei, unsere Haltung zu wahren … und zu vertrauen … dass wir unseren Platz behalten … so wie der Baum nach dem Sturm … denn die gleiche Energie … die Kraft der Natur … die Gelassenheit, die dem Baum innewohnt … in seinem Inneren fließt … strömt auch im Inneren des eigenen Körpers … im eigenen Unterbewusstsein …

Verankerung
Und diese Energie können Sie spüren und jetzt stärker fließen lassen ... in dem Sie in der Vorstellung durch die Wurzeln einatmen ... die ganze Kraft und Energie der Erde von unten beziehen ... und beim Ausatmen durch die Krone, nach oben hin ausatmen ... tief verwurzelt mit der Erde ... und weit geöffnet nach oben ... und genauso kann es angenehm sein, die ganze Weite und Freiheit des Horizonts ... des Himmels ... mit all seinen Möglichkeiten ... durch die Krone einzuatmen ... und nach unten über die Wurzeln auszuatmen ... um die ganze Energie und die Weite des Universums auf die Erde zu bringen ... und sich so mit jedem Atemzug mit diesen äußeren und inneren Kräften zu verbinden ... kraftvoll verwurzelt im Boden ... weit geöffnet nach oben ... und wenn Sie jetzt den Daumen und Zeigefinger einer Hand aneinander führen, dann können Sie jetzt die Kraft des Baumes und Ihre eigene Kraft tief in sich verankern ... indem Sie beides gleichzeitig wahrnehmen ... den Druck zwischen Ihren Fingern und den Baum vor Ihrem inneren Auge ... und die Energie, die durch ihn fließt ... und durch Ihren eigenen Körperstamm ...

Posthypnotischer Auftrag
Und jedes Mal im Alltag, wenn Sie diese Ruhe, Kraft und Gelassenheit brauchen und aktivieren möchten, brauchen Sie nur Ihren Zeigefinger und Ihren Daumen aneinanderzupressen, um sich mit diesem natürlichen Seinszustand des Urvertrauens zu verbinden ... dann kann der Baum vor Ihrem inneren Auge auftauchen und Sie können jene Kraft und Ruhe in sich aktivieren, die stets in Ihrem Inneren fließt ... bestätigen Sie dieses Gefühl nun mit einem tiefen Einatemzug ... gut ... Sie können jetzt wieder loslassen ... und jedes Mal, wenn Sie sich bewusst mit dieser inneren Kraft verbinden, wird die Fähigkeit zunehmen, das nächste Mal noch schneller in diese Ruhe zu kommen ... sodass Sie sich von innen heraus immer wohler fühlen ... schon die nächsten Tage ... und die nächsten Wochen ... auf Monate und Jahre hinaus ... in dem Wissen, dass diese inneren Bilder und die Kraft in Ihnen ihre Wirkung fortspinnen ... selbst wenn Sie nicht daran denken ... im Schlaf sich die Dinge beginnen, im Innen zu wandeln ...

Rückholung
Und in diesem Wissen können Sie sich darauf einstellen, mit dieser inneren Ruhe und äußeren Gelassenheit dann langsam wieder in diesen Raum zurückzukommen ... und ich werde dann von 1 bis 5 zählen und mit jeder Zahl werden Sie in Ihrem Tempo langsam wieder in diesen Raum hierher zurückkommen ...

7.3 Der Raum der Möglichkeiten

Induktion – Die sieben Schalter der Trance
Und während der Körper ganz ruhig hier liegt und die Augenlider ganz entspannt auf den Augäpfeln ruhen, genießen Sie die Stille und angenehme Leere hinter den Augenlidern ... und in dieser Leere kann wie auf einer inneren Leinwand eine Wand auftauchen mit sieben Schaltern ... wie auch immer diese Schalter aussehen ... und

jeder dieser Schalter bewirkt, dass eine ganz bestimmte Körperregion sich maximal entspannt, sobald der Schalter umgelegt wird ...und mit jedem Schalter wird sich Ihre Entspannung deutlich vertiefen ... und Sie werden immer tiefer in eine herrliche Trance einsinken ... der erste Schalter wird Ihren gesamten rechten Arm von den Fingern bis zur Schulter maximal entspannen ... jegliche Spannung abschalten ... wie mit einem Lichtschalter ... und er wird sich so tief entspannen wie im Schlaf ... ich zähle nun von 3 auf 1 hinunter und bei 1 legt Ihr Unterbewusstsein den ersten Schalter um ... 3 ... 2 ... 1 ... der ganze rechte Arm, abgeschaltet ... und spüren Sie nach, wie sich der rechte Arm vollkommen entspannt ... weil alle Muskeln, Sehnen und Knochen sich völlig entspannen ... alle Zellen ihre Tätigkeit einstellen ... ganz zur Ruhe kommen ... auch die Haut rundherum, ganz schlaff ... wie im Schlaf, so schlaff ... wie wenn man am Abend das Licht abschaltet und alles angenehm dunkel wird ... der Körper in den Schlaf einsinkt ... so tief entspannt ... regeneriert der rechte Arm wie im Schlaf ... vollkommen regungslos ... alles angenehm dunkel und schwer ... tief entspannt ... und der zweite Schalter des Unterbewusstseins schaltet den linken Arm ab ... wenn ich von 3 auf 1 zähle ... legt sich der zweite Schalter um ... 3 ... 2 ... 1 ... und auch der linke Arm ... abgeschaltet ... der ganze linke Arm von der Schulter bis in die Fingerspitzen ... ganz schwer ... dunkel ... tief entspannt ... weich ... schwer ... und entspannt ... und der dritte Schalter des Unterbewusstseins schaltet auch die Beine ab, woraufhin auch diese sich maximal entspannen ... und noch tiefer einsinken in die Unterlage ... bei 3 ... 2 ... 1 ... beide Beine ... abgeschaltet ... und noch tiefer entspannt ... ganz schwer ... und entspannt ... und der vierte Schalter schaltet auch den Bauch ab, woraufhin sich alle inneren Organe völlig beruhigen und erholen ... der ganze Bauch tief entspannt bei 3 ... 2 ... 1 ... ganz ruhig ... und entspannt ... Licht aus ... friedliche Ruhe, wie ein glatter ruhiger See ... alles angenehm ruhig ... ganz entspannt ... der fünfte Schalter ist ein ganz besonderer Schalter ... denn er schaltet den Brustkorb ab ... aber die lebenswichtigen Organe arbeiten ganz normal weiter ... das Herz, das Zwerchfell und die Lungen ... aber auch sie werden ganz angenehm ruhig und gleichmäßig ... ganz entspannt ... bei 3 ... 2 ... 1 ... auch der Brustkorb abgeschaltet ... die Atmung ganz ruhig ... und gleichmäßig ... und der sechste Schalter des Unterbewusstseins schaltet auch den Kopf ab ... sodass auch der Geist völlig zur Ruhe kommt ... der sechste Schalter schaltet den Kopf ab bei 3 ... 2 ... 1 ... ganz ruhig ... eine angenehme Leere im Geiste ... Frieden und Ruhe im Kopf ... Licht aus ... wie wenn man in einen herrlichen Schlaf einsinkt ... wie in einen Traum ... und in solch einem Traum taucht neben dem siebten Schalter eine grüne Türe auf ... und wie sich diese Türe nun öffnet, sehen Sie, dass dahinter eine Rolltreppe beginnt, die nach unten führt ... an den tiefsten Ort der Entspannung ... zum innersten Raum der Ruhe ... den Raum der Möglichkeiten ... und wenn das Unterbewusstsein jetzt den siebten Schalter umlegt, beginnt sich diese Treppe ganz langsam in Bewegung zu setzen und nach unten zu fahren ... und wenn Sie sich jetzt auf diese Treppe stellen, die noch völlig in Ruhe ist ... dann spüren Sie bereits die tief entspannende Wirkung der Treppe ... die Füße und Beine ganz schwer ... und ich zähle jetzt von 3 auf 1 und bei 1 legt sich der siebte Schalter um ... und die Treppe beginnt ganz langsam nach unten zu fahren. 3 ... 2 ... und ... 1 ... und tiefer ...

Ich zähle jetzt von 10 auf 1 und mit jeder Zahl vertieft sich Ihre Entspannung immer weiter … während Sie ganz langsam nach unten fahren … mit jedem Ausatmen tiefer … 10 … immer noch tiefer … 9 … 8 … 7 (etc.) … und bei 1 … beginnt die Treppe immer langsamer zu werden … wird immer langsamer … kommt immer mehr zu Ruhe … bis sie bei der nächsten Zahl völlig zum Stillstand kommt … bei 0 … Sie sind angekommen … und Sie stehen vor einem Tor mit einem prächtigen Rahmen … und dieses Tor führt in den innersten Raum der Möglichkeiten …

Der Raum der Möglichkeiten

… und wie sich dieses Tor nun öffnet und Sie hindurchgehen, betreten Sie diesen wunderbaren Raum … wie auch immer es dort aussieht … vielleicht ist dieser Raum durchflutet von einem warmen angenehmen Licht … eine wohlige Atmosphäre … vielleicht besuchen Sie diesen Raum auf diese Weise so zum ersten Mal … oder kennen ihn in Wahrheit gut … haben ihn nur vergessen … wo auch immer sich dieser Ort befindet … vielleicht ist dieser Raum tief unten im Unbewussten … oder hoch oben in den lichtesten Räumen der Seele … wo es hell und weit ist … und sich Ihre Möglichkeiten in alle Richtungen entfalten … vielleicht ist dieser Ort auch tief drinnen im eigenen Gehirn … in der obersten Schaltzentrale … wo das Regelwerk des Körpers sitzt … wo sich alle Körperfunktionen steuern lassen … wie von einem Kontrollraum aus … mit vielen Schaltern, Knöpfen, Drehregelern … für jede einzelne Zellfunktion … vielleicht ein leises Geräusch der Geschäftigkeit des Körpers … umgeben von Myriaden von Nervenzellen … die für uns denken, wahrnehmen, steuern … die mit ihren endlosen Ausläufern mit allen Regionen des Körpers in Verbindung stehen … mit all den Organen und Zellen … den Zellkernen und Genen … die auch bewusst sind … und irgendwie spüren, was wir denken und fühlen … die Gesundheit und Wohlbefinden in sich tragen … als ganz natürlich bewährten Bauplan … gerade weil in ihnen das emotionale Regelwerk des Körpers sitzt und die sich auch die Gene aktivieren lassen … und Sie sind jetzt dort … innerlich … voll wacher Aufmerksamkeit … und regen jene Veränderung an, die Sie sich wünschen … in diesem vertrauensvollen Raum … und Ihr Wunsch findet seinen Weg … in das geheimnisvolle Regelwerk des Körpers … der Gene … der Nervenzellen … des Immunsystems … wo Gelassenheit angeregt wird … und vielleicht gibt es da irgendeine verletzte Stelle im Raum … die von alten Erfahrungen und Geschichten herrührt … alter Unsicherheit und Aufregung … eine Stelle im Körper, die wie ein Stellrad nervös oder unnötig hochgedreht wurde … wie ein Zehren oder Brennen, ein Druck vielleicht … eine Kälte, Hitze oder Einsamkeit … Kränkung oder Schamgefühl … etwas, das das ganze System vorübergehend in Aufruhr versetzt hat … oder auch lahmgelegt hat … und unangenehme Empfindungen erzeugt … ein Alarmsignal, das leuchtet … ein Stellrad, das bewirkt hat, dass sich diese Stelle verändert hat … in ihrer Form … in ihrer Funktion … und wie sieht es dort aus, in diesem Organ? Welche Farbe hat diese Stelle … welche Form? Sie können jetzt ganz präsent sein an diesem Ort im Körper … und liebevoll Trost spenden … können diese Stelle heilend berühren … tun, was immer ihr guttut … was sie braucht … Zuwendung … Fürsorge … und Sie spüren, was sie braucht … und von diesem Raum der Möglichkeiten … mit all seinen Schaltern,

Knöpfen, Seilzügen, Drehreglern, können Sie dort für Ruhe und Entspannung sorgen … was immer benötigt wird … dieses Stellrad so regulieren, dass es Ihren Wünschen entspricht … liebevoll und sanft einwirken … Sie können Farben verändern … und Temperaturen anpassen … welche Farbe auch immer dort angenehm wäre … Sie können Gewebe erwärmen … oder angenehm kühlen … Sie können Konsistenzen verändern … Sie können Weichheit erzeugen … oder Stärke generieren … welche Veränderungen in den Zellen dort auch immer wünschenswert sind … Sie können Prozesse beschleunigen … oder Geschwindigkeiten verlangsamen … Flüssiges aufsaugen … oder Gasförmiges resorbieren … sodass es sich regelt … Sie können sogar einen angenehmen Duft dort installieren … der eine heilsame Wirkung versprüht … alles entspannt und beruhigt … und wie Sie die Entspannung dort hochfahren, kommt augenblicklich das ganze System zur Ruhe … beginnen alle Zellen, ihre urnatürlichen Funktionen wieder auszuführen … denn die Zellen des Darmes haben die erstaunliche Fähigkeit, all die Nährstoffe zu spalten … in einem heimlichen Prozess … unterhalb der Wahrnehmung … all die Energie und Nährstoffe aufzunehmen, die Ihnen Wohlbefinden garantieren … Sie von innen heraus kräftigen … „Ja" sagen zu dem, was Ihnen guttut … was Sie nährt und stärkt … und gleichzeitig bildet der Darm eine wunderbare Barriere gegenüber den Dingen, die Sie nicht brauchen … die Ihnen nicht guttun … bezieht Stellung für Sie … zieht eine klare Grenze … und sagt „Nein", wenn es wichtig ist … eine Fähigkeit, die Ihnen eigen ist … die sich immer weiterentwickelt … im Sinne des eigenen Wohlbefindens … und wenn Sie im Einklang mit den Signalen des Körpers leben, dann arbeitet er auch für Sie im besten Sinne … entsteht eine neue Freundschaft, zwischen Ihnen und dem Bauch … ein gegenseitiges Verständnis … ein gegenseitiges Wohlwollen … und so wie die Nährstoffe der Verdauung, sickern auch diese Bilder ein … in die Gewebestrukturen der Zellen … so werden heilende Botenstoffe ausgeschüttet … beginnt sich diese Stelle im Körper zu verändern … zu harmonisieren … denn Wünsche bleiben nicht ohne Folgen, wenn sie an der richtigen Stelle deponiert werden … wirken heimlich von dort … wirken auch in der Nacht weiter … auch wenn Sie nicht daran denken … gerade wenn und weil Sie nicht daran denken … weil es für diese Prozesse kein bewusstes Denken braucht … die inneren Regler von allein arbeiten … sodass sich heute vieles öffnet, heilt und klärt, was Sie sich lange gewünscht haben … und Sie heute mit dem Gefühl hinausgehen können einer subtilen, aber dennoch deutlichen Veränderung … alle Verdauungsfunktionen ruhig im Hintergrund … geschmeidig und angemessen … eine Veränderung, die umfassend ist … ein neues Gefühl im Körper, das immer deutlicher spürbar wird … die nächsten Tage … auf Wochen und Monate hinaus … Sie sich von innen heraus immer wohler fühlen … im Einklang mit Ihrem Körper … sodass auch andere spüren und wahrnehmen, dass es Ihnen besser geht … Sie in einer guten, lichtvollen Energie sind … im Einklang mit Ihren Bedürfnissen … weniger Gedanken … mehr Leichtigkeit … und wir danken diesem inneren Raum und dieser inneren Weisheit … die ohne Zutun ganz von selbst diese Heilung vollzieht … immer dann, wenn wir vollkommen loslassen und diese Heilung einfach geschehen lassen … ganz ohne zu kontrollieren … geschehen diese Prozesse von selbst … und so können Sie sich von diesem Raum wieder verabschieden … können ihn ganz in den

Nebel der Vergessenheit absinken lassen … und während der Körper die Entspannung weiterhin genießt, können Sie sich darauf einstellen, dann langsam wieder in diesen Raum zurückzukommen …

Rückholung

7.4 Die helfende Hand

Induktion – Handlevitation
Und während Ihr Körper ganz entspannt auf der weichen Unterlage liegt, können auch die Arme und Beine einmal ganz loslassen … die großen und kräftigen Muskeln der Beine, die Sie hierhergetragen haben, können ganz loslassen … alle Muskeln, Sehnen und Knochen können all ihre Bewegungen einstellen … und sich mit jedem Ausatmen noch tiefer in die Unterlage sinken lassen … aber auch die Arme, die jeden Tag so viel für Sie und andere tun, können ganz ruhig und entspannt da liegen … und da kann sich eine Hand ein klein wenig leichter anfühlen als die andere … eine ein bisschen leichter … und die andere etwas schwerer … und wenn Sie ganz auf diese leichtere Hand fokussieren, dann kann die Vorstellung wirken, dass das Gewicht dieser Hand beginnt, ganz langsam abzufließen von der Hand … hinauf in den Unterarm … und weiter über den Oberarm und die Schulter … hinüber in den anderen Arm … und dadurch fühlt sich die Hand immer leichter und noch leichter an … während sich der andere Arm immer noch ein bisschen schwerer anfühlt … und der schwere Arm dadurch immer tiefer einsinkt in die Unterlage … mit jedem Ausatmen noch tiefer … noch schwerer … während die leichte Hand sich mit jedem Einatmen noch leichter anfühlt … wie wenn die Einatemluft direkt in sie hineinfließt … wie wenn sich die Hand selbst mit Luft aufbläst … und sich so leicht anfühlt wie ein mit Helium gefüllter Ballon … ein Ballon, der mit einer Schnur um das leichte Handgelenk gebunden ist … und sich immer weiter füllt … und je mehr er sich füllt, desto leichter wird der Ballon … steigt immer weiter nach oben … und zieht die Hand hinauf … Millimeter für Millimeter … steigt auch die Hand nach oben … ohne jegliches Zutun … hebt von der Unterlage ab … und fühlt sich so leicht an wie eine Feder … und während die Hand unbewusst geführt wird … von den Kräften der Fantasie … der Macht des Unterbewusstseins … kann sich die leichte Hand jetzt auf den Bauch legen und dort landen … an genau der Stelle, wo es sich am angenehmsten anfühlt. *(Die Patientin soll nun die Hand auf den Bauch legen. In der Regel geschieht dies automatisch durch die ideomotorische Bewegung der Hand. Sollte dies nicht geschehen oder zu lange dauern, fordern Sie die Patientin an dieser Stelle auf, die Hand jetzt bewusst auf den Bauch zu legen.)*

Die helfende Hand
… und die Hand findet ihren Platz auf dem Bauch … genau dort, wo sie gebraucht wird … kann dort ganz entspannt liegen … und ihr ganzes Gewicht ablegen … kann sich wieder angenehm schwer anfühlen … und alle Muskeln ganz entspannen … kann es genießen, ganz passiv auf dem Bauch zu liegen … sich von den schaukeln-

den Bewegungen der Atmung auf und nieder wiegen zu lassen … und dabei kann die Hand ganz zur Ruhe kommen … und je ruhiger und gleichmäßiger die Atmung fließt, desto ruhiger wird auch die Hand … kann ganz entspannen … wird wunderbar durchblutet … fühlt sich immer noch wärmer und entspannter an … und während die Hand fürsorglich auf dem Bauch ruht, kann die Wärme der Hand hinunterstrahlen in den Bauch … eine behagliche Wärme … die auf die Bauchdecke übergeht … sich von dort aus ausbreitet und sich ausdehnt … und tief hinunterstrahlt … wie die nährenden, farbigen Strahlen einer Wärmelampe … die tief ins Gewebe einwirken … die alle Muskeln erweichen … oder wie die wohlige Wärme einer Wärmeflasche … so kann auch die Wärme der Hand einstrahlen in den Bauch … alles erweichen und beruhigen … wie ein wohliges Licht, das überall hinfließt … genau dort, wo es gebraucht wird … und den ganzen Bauch in ein warmes, behagliches Licht taucht … und die Bewegungen des Darms sich harmonisieren … sich in ruhigem Gleichgewicht schmiegen … in den eigenen Rhythmen des Körpers geborgen … können sich die Wogen glätten … und Sanftheit und Frieden einziehen … können sich alle Zellen des Körpers regenerieren … neue Kraft schöpfen … kann sich Heilung mühelos vollziehen … denn der Körper weiß genau, wie er Phasen der Ruhe für sich nutzen kann … wie die Information der Wärme und der Ruhe in die Zellen einsickert … bis in die kleinsten Zellstrukturen hinein … die Membranen … die Zellzwischenräume … bis in die Moleküle und Atome der DNA hinein … und immer wenn sich diese Ruhe, Wärme und Harmonie im Körper ausbreitet, werden heilende Botenstoffe ausgeschüttet … beginnt das ganze System miteinander zu kommunizieren … sich zu harmonisieren … strahlt die Wärme in den Darm und beruhigt ihn … tröstet ihn … besänftigt ihn …

Und es ist der eigene Geist, mit dem Sie diese Wärme in den Bauch strahlen lassen … Ihre eigene Vorstellung, mit der Sie diese wohlige Energie in den Bauch bringen … und so wieder Wohlbefinden im Bauch installieren … denn der Geist steuert den Körper … und Ihre Aufmerksamkeit steuert die Wärme … lässt sie hinunterstrahlen … und je mehr Wärme und Ruhe Sie in den Bauch strahlen lassen, desto mehr erzeugen Sie eine angenehme Wirkung … beeinflussen die Funktionen des Darms auf harmonische Weise … und während Sie die Wärme lenken, wird die Energie Ihres Geistes, Ihres Unterbewusstseins stärker und stärker … und stellt eine Harmonie zwischen Kopf- und Bauch her … denn Sie können den Geist hilfreich und heilsam einsetzen … ein wärmendes Licht dorthin strahlen lassen … wo es gebraucht wird … in alle Ecken und Winkel des Bauches … und je präsenter Sie die Energie dorthin lenken, desto stärker wird die eigene Fähigkeit, selbst für Harmonie zu sorgen … stellen Sie sich diese Energie vor, wie sie von Ihrem Geist in Ihren Darm fließt … und Sie können Ihre eigene Vorstellung davon haben … vielleicht ein besonderes Bild, das für Sie bedeutsam ist … das darstellt, wie Ihr Darm dann normal arbeitet … und so können Sie es in Ihrem Geist entstehen lassen … und wie immer Sie es sich auch vorstellen … wie Ihr Darm optimal funktioniert … angenehm und geschmeidig … und wenn Sie ein passendes und angenehmes Bild in Ihrem Geiste gefunden haben, das Ihren Darm darstellt … wie er normal arbeitet … dann können Sie einen Finger heben, um es mich wissen zu lassen … *(Pause lassen, um Signal abzuwarten)* Ja, wunderbar.

(*Variante:* Und diesen Einfluss können Sie noch weiter verstärken, wenn Sie nun auch Ihre andere Hand auf den Bauch legen … entweder auf die Hand, die bereits dort liegt … oder daneben auf die Bauchdecke … um noch mehr Wärme und Ruhe hinunterstrahlen zu lassen … nehmen Sie sich die Zeit, die Sie brauchen, für so viel Wärme und Entspannung zu sorgen, bis sich ein entspanntes Wohlgefühl einstellt und sich weiter vertieft …)

Und während die Hand ganz entspannt auf der Bauchdecke ruht, kann auch die Hand selbst immer ruhiger und entspannter werden … die Hand weiß, wie das geht … die Hand, die Ihnen so wunderbar gehorcht … die so viel für Sie und andere tut, jeden Tag … wenn sie jetzt all ihre Bewegungen einstellt … alle Muskeln, Sehnen und Knochen vollständig zur Ruhe kommen … alle Zellen ganz regungslos werden … die Hand, die so viel spüren kann … mit ihren weichen, empfindsamen Stellen … sie einfach schlafen zu lassen … wie wenn sie auf dem Bauch schläft … wie in einem dicken Lederhandschuh … mit weichem Fell gefüttert … wie in Watte gepackt … und in solch einem dicken Lederhandschuh kommen Berührungen wie nur noch aus der Entfernung … ganz gedämpft … letztlich gar nicht mehr wahrnehmbar … angenehm taub … wie bei einer Anästhesie … berührungslos, wie gar nicht da … und diese angenehme Dämpfung und Taubheit kann sich wie eine beruhigende Anästhesie, eine lokale Betäubung ausbreiten … auf die gesamte Hand … und von dort aus sich weiter ausbreiten auf die Bauchdecke … flächenhaft … immer weiter … und diese wohltuende, beruhigende Dämpfung kann wie eine heilsame Medizin auch einsickern in die Bauchwand … in die Muskeln hinein … und hinunter in den Bauchraum … wie eine heilende Flüssigkeit in einer angenehmen Farbe … einer wohligen Temperatur … sickert ein, in den Bauchraum … und fließt überall hin, wo es sich wohlig anfühlt … hüllt den ganzen Bauch in eine behagliche Schicht aus Ruhe … angenehme Dämpfung … harmonisiert auch alle Bewegungen … beruhigt überflüssige Regungen … und belebt träge Stellen … und wenn Sie noch mehr von dieser heilsamen Flüssigkeit wollen, dann können Sie so viel Sie möchten von der Hand hinunterfließen lassen … um die Darmschlingen herum … zwischen sie hindurch … und diese heilsame, beruhigende Arznei sickert auch durch die Zellmembranen hindurch … sickert tiefer in die Zellkerne ein … und aktiviert genau die Gene, die für Beruhigung und Harmonie sorgen … wie ein passender Schlüssel, in genau das richtige Schlüsselloch … hoch wirksam und angenehm … und so kann die Wirkung noch mehr spürbar werden … das Gefühl im Bauch kann sich verändern … als ob der Bereich gar nicht mehr da wäre … angenehm ruhig und gedämpft … denn neue Nervenverbindungen haben sich geknüpft … von den Nervenzellen des Gehirns … über das Rückenmark … zu den Nerven des Darms … ein neuer Filter der Wahrnehmung ist entstanden … eine neue Freundschaft zwischen Ihnen und dem Bauch … zwischen der Hand und dem Bauch … kommunizieren die Zellen auf eine ruhigere Weise … wie wenn man die Tür zu einem Kinderzimmer schließt … und Stimmen nur noch gedämpft hindurchkommen … damit die Erwachsenen sich unterhalten können … ruhig und harmonisch … Sie können sich diesen herrlicher Empfindung hingeben und einfach geschehen lassen … und diese Ruhe genießen … diese neue Art, sich zu fühlen … angenehme Empfindungen … lassen Sie es noch eine Weile wirken …

Posthypnotischer Auftrag
Und so können Sie auch tagsüber, wann immer Sie es brauchen, immer wieder Ihre Hand fürsorglich auf Ihren Bauch legen … und die Wärme und angenehme Ruhe da hinunterfließen lassen … sich bewusst Zeit nehmen für diese Berührung … und diese neue Freundschaft lebendig halten … denn auch Freundschaften brauchen Zeit und werden gepflegt … im gegenseitigen Vertrauen … mit Zuwendung … Wohlwollen … und jedes Mal, wenn Sie Ihre Hand auf den Bauch legen und diese Wärme und Ruhe hinunterstrahlen lassen … den Geist bewusst und fürsorglich dorthin dirigieren … wird Ihre Fähigkeit stärker, selbst für Ruhe und Gleichgewicht zu sorgen … und dabei können Sie auch dieses Bild in Ihrem Geiste entstehen lassen … wie Ihr Darm völlig ruhig und normal arbeitet … lassen Sie das stärker und klarer in Ihrem Geist werden … so wirklich wie möglich für Sie werden … und verbinden Sie dieses Bild mit Ihrem Bauch … Ihren Eingeweiden … und während Sie das tun … entwickelt sich ein heilsamer Austausch, eine neue Kommunikation zwischen Ihrem Geist und Ihrem Bauch … indem Sie Ihrem Unterbewusstsein und Körper signalisieren, was Sie sich wünschen … und das Unterbewusstsein all die notwendigen Veränderungen vornimmt … und alle Einflüsse Ihres Gehirns auf Ihren Darm in heilsamer Weise anpasst … all die Nervenimpulse, die von Ihrem Gehirn in den Bauch hinunterfließen … hinunter in Ihren Darm … überflüssige Empfindungen sich lösen … alle abnormalen Bewegungen und Kontraktionen wegnimmt … und alles wieder harmonisch funktioniert … alle Nerven sind geschützt und besänftigt … von einer schützenden Schicht umhüllt … eingepackt in Wohlgefühl … damit alles angenehm arbeitet … damit alles, was Sie trinken und essen, richtig aufgenommen wird … Ihr Darm alles willkommen heißt … annimmt und gut verträgt … und je mehr Sie üben, je mehr Sie dies alles anwenden, umso schneller, umso wirkungsvoller werden Sie diese Harmonie herstellen … die Ihnen hilft, Ihren Bauch wieder zu beruhigen … immer schneller und leichter … selbstverständlicher …

Und in diesem Wissen, mit diesen neuen Werkzeugen ausgestattet, können Sie sich darauf einstellen, dann langsam wieder in diesen Raum zurückzukommen … während ich dann von 1 bis 5 zählen werde …
Rückholung

7.5 Der Fluss

Induktion – Alles fließt
Und wenn Sie mit einem tiefen Atemzug nun Ihre Augen schließen, dann lassen Sie alles abfließen, was gerade abfließen möchte … wenn Sie wollen, können Sie gerne seufzen und hörbar, spürbar alles abfließen lassen … und ganz bewusst genießen, dass Sie sich diese Zeit hier ganz für sich nehmen … um sich eine Auszeit zu nehmen von der Welt da draußen … aber auch von der Welt des üblichen Denkens … einfach nur zu sein und den Körper zu spüren, wie Sie hier auf der weichen Unterlage liegen … dem Körper Erholung gönnen … aber auch dem Geist eine herrliche Auszeit gönnen … um einfach nur zu sein … im Hier und Jetzt … der eigenen At-

mung zu lauschen … wie sie ganz von selbst die Bauchdecke beim Einatmen hebt … und beim Ausatmen wieder senkt … und während Sie meine Stimme hören und der Körper von allein atmet … das Herz rhythmisch und ruhig schlägt … alles im Inneren von alleine verdaut … müssen Sie sich um all das nicht kümmern … kann alles fließen, wie es gerade fließen möchte … denn der Körper ist ständig im Fluss … ein ständiges Kommen und Gehen von Zellen … denn so, wie jeden Tag Millionen alter Zellen vergehen, entstehen jeden Tag auch wieder Millionen neuer Zellen … die wieder neue Fähigkeiten hervorbringen … neue Zellen, die alle den gesamten Bauplan des Lebens gespeichert haben … der sich aktivieren lässt … durch die Ruhe und Entspannung … und Veränderung möglich macht, die lange nicht denkbar schien …

Und wenn Sie hier und jetzt in den Körper hineinspüren, dann gibt es da Regionen und Stellen, die bereits wunderbar entspannt sind … und andere, die sich nach noch mehr Entspannung sehnen … aber so, wie sich Entspannung nicht anordnen lässt, sucht sie sich ihren eigenen Weg … fließt wie eine angenehme Welle der Wärme durch den Körper … so, wie die Pulswelle durch den Körper strömt … folgen Sie einfach dieser inneren Welt von Bewegungen und fließenden Übergängen … und es ist die Basis für Veränderung, alles zuzulassen, was sich gerade zeigt … dass alles unumschränkt da sein darf und angenommen wird … auf eine liebevolle Art und Weise … und mit einer vertrauensvollen Zuwendung von Mitgefühl … so können alle Körperempfindungen, aber auch Gedanken, die gerade da sind, beim Einatmen in die Herzgegend einströmen … wie wenn das Herz all diese Empfindungen beim Einatmen einsaugt und liebevoll in Empfang nimmt … zu Hause ankommt … alles erweicht … voller Güte und Mitgefühl … und beim Ausatmen kann alles dorthin in den Körper zurückströmen … all die wertschätzenden und wohlwollenden Gefühle des Herzens können so zurückfließen in den gesamten Körper … in den Kopf … und so Körperempfindungen und Gedanken erweichen … kann der Körper so richtig aufgelockert werden … wie wenn man beim Ackerbau die Erde durchlüftet … damit auf humusreichem Boden alles optimal wachsen kann … wird so der Boden für jegliche Veränderung bereitet … wenn wir bereit sind loszulassen … zuzulassen … alles wahrzunehmen … dann kann alles fließen … denn der Körper ist ständig im Fluss … ein Austausch von Stoffen … ständig neue Wunder des Lebens, die sich entfalten … wir wissen, dass wir viel Wasser in uns tragen … das gespeichert ist in unserem Körper … das in uns fließt … dass ständig Erneuerung geschieht … aber auch der Geist ist ständig im Fluss … fließende Gedanke und Gefühle … Fantasien und Visionen … und wir folgen heute diesem natürlichen Fließen … verfolgen es bis an seinen Ursprung … an die Quelle des Unterbewusstseins … aus dem alles Leben entsteht …

Der Fluss

Und wenn wir diese Quelle heute besuchen … in der Landschaft des Unterbewusstseins … wo immer diese Quelle für Sie liegt … vielleicht entspringt sie irgendwo in den Bergen aus einem Felsen … oder zwischen Hügeln … vielleicht entspringt sie in einem Wald, aus einer saftigen Wiese … und wir gehen jetzt ganz an ihren Ursprung … dort, wo sie aus dem Erdreich quillt … glucksend und lebendig … kristallklar und kühl … vielleicht entsteht sogar der Wunsch, daraus zu trinken … die Hände und das Gesicht damit zu benetzen … zu spüren, welch vitalisierende Wirkung dieses klare, reine und kühle Wasser auf den eigenen Organismus hat … die Sinne belebt … und wir folgen dem Verlauf dieses Wassers … dem Fluss des eigenen Lebens … und das Wasser sucht sich seinen Weg … fließt mit unerschütterlicher Geduld … über Steine und Gehölz … alles durchströmend und sich schlängelnd … auf den beständig sich neu formenden Gestaltungsbühnen Ihrer inneren Vorstellungskraft … wird manchmal aufgestaut … und fließt dann wieder besonders lebendig weiter … rauschend und gurgelnd … erquickend … in die Zwischenblenden des Unterbewusstseins hinab … sucht sich seinen Weg … sich spiegelndes Wasser in den Schattenspielen sich wiegender Bäume … plätschernde Geräusche im Windfang erblühender Fantasien … Formen und Farben … eingerahmt in den schwingenden Klangkulissen des Wassers … in traumhafter Gestaltungsweise … vorbei an vielen verschiedenen Plätzen … und mit der Zeit wandelt sich die Quelle in ein kleines Bächlein … fließt entlang vieler Windungen die Landschaft hinunter … durchströmt eine lebendige Umgebung, der es zu trinken gibt … Farne, die sich hineinrecken … Wurzeln von Bäumen … kleinere und größere Tiere entlang dieses Lebensraums, dem der Bach zu trinken gibt … sichtbar und unsichtbar verbunden, über das Grundwasser … ein Lebenselixier … diese Lebensader des Wassers … die frische feuchte Luft, wohltuend und befreiend in den Atemwegen … hilft im Kopf ganz frei zu werden … heiter und zuversichtlich zu sein … und das Fließen des Lebens wird kräftiger und stärker … und mit der Zeit wandelt sich der Bach in einen kleinen Fluss … und das Wasser formt sich geschmeidig … passt sich dem Flussbett an … formt aber mit Beharrlichkeit und Geduld auch das Flussbett selbst … selbst der härteste Stein muss sich auf Dauer der Kraft des Wassers geschlagen geben … und in gewisser Weise ähnelt dieser Fluss auch unserem Darm … mit den vielen Windungen und Schlingen … dem ständigen Fließen … dem Verbundensein mit dem ganzen Körper und all seinen Funktionen … der Fähigkeit, alles rundherum zu nähren und mit Vitalität, Nahrung, Wasser zu versorgen … und dieser tief liegenden Kraft und Geschmeidigkeit … all dies zu spüren und sich diesem wohligen Gefühl anheimgeben zu dürfen … denn diese Empfindung und das Vertrauen in die Kraft und Geschmeidigkeit des Darms … seine Fähigkeit, im Fluss zu bleiben … weich und gelassen alles aufzunehmen … kann und wird mit der Zeit noch wachsen … unbewusst … ohne dass Sie dazu etwas Bestimmtes tun brauchen …

Und der Fluss trägt vieles mit sich … an organischem Material … an Steinen … Sand … Gehölz … und dennoch bleibt das Wasser selbst immer vollkommen rein in seiner Essenz … bleibt immer rein und Wasser selbst … auch wir Menschen tragen manchmal gedankliches, emotionales Geröll mit uns … schwierige Umstände … Empfindungen … Erinnerungen … manches fließt zäh, verändert sich nur langsam … und dann plötzlich kommen Dinge wieder in Bewegung … und dennoch bleiben unser Bewusstsein und unsere Seele dabei völlig klar und unberührt … bleiben konstant und ruhig in diesem fließenden Spiel des Lebens … bleiben wir auf einer tiefen Ebene immer rein und frei … in unserer wahren Essenz … als reines Bewusstsein … fließen an den Ereignissen wieder vorbei … hindurch … darüber …

und darunter … erleben Passagen, wo das Wasser wild wird und rau … lebendig wird … und andere Zeiten, wo das Wasser langsam wird und ruhig … wo sich Schwebstoffe absetzen können … und Sie können sich selbst fragen, wonach das innere Flusssystem sich sehnt … nach lebendigen Passagen, wo das Wasser rauscht und gurgelt … oder nach ruhigen Stellen, wo das Wasser sich klärt … und mit der Zeit wird der Fluss stärker und kräftiger … wird das Flussbett weiter und ruhiger … und Sie fließen mit dem Wasser die Landschaft hinunter …

(An dieser Stelle besteht die ***Möglichkeit****, eine Sequenz* ***der Ursachenfindung*** *und* ***Lösung*** *einzubauen. Empfohlen ist dieser Teil allerdings nur für das Einzelsetting. Gehen Sie dabei wie folgt vor:)*

Und plötzlich kommen Sie an eine Stelle, wo das Fließen immer langsamer wird … immer ruhiger … bis das Strömen ganz zum Erliegen kommt … und Sie sehen vor sich, dass das Flussbett an dieser Stelle blockiert ist … weil irgendetwas oder irgendjemand das Flussbett blockiert hat … wann auch immer dieses Ereignis war … und Steine und Geröll das Fließen nun versperren … und das Wasser tritt links und rechts über die Ufer … versickert dort im Boden … und das Flussbett hinter dem Geröll ist leer und vertrocknet … die ganze Landschaft verdorrt … leblos und grau … leidet unter der Dürre … dem Mangel an Lebenskraft … und Sie sind jetzt ganz präsent an dieser Stelle … und da taucht auf einmal eine innere Kraft auf … aus den unendlichen Weiten des Unterbewusstseins … ein hilfreicher Impuls, der hilft, dieses Flussbett wieder zu befreien … wie auch immer sich diese Kraft zeigt … in welcher Form auch immer … wer oder was auch immer da auftaucht … und wie immer das aussieht … und diese Kraft beginnt nun einen Stein nach dem anderen, der nicht in dieses Flussbett gehört, von dort zu entfernen … und nehmen Sie diesen Prozess ganz bewusst wahr … ein Vorgang, der genau so lange dauert, wie er dauert … diese Kraft weiß genau, was sie tut … was es braucht … und Sie wohnen diesem Prozess bei … nehmen wahr, wie dieses Flussbett Stein für Stein wieder befreit wird … und sich löst … und wenn auch der letzte Stein, das letzte Stück Geröll, das nicht in dorthin gehört, entfernt wurde … dann geben Sie mir ein kleines Zeichen mit Ihrem Zeigefinger …

(Lassen Sie der Patientin Zeit und warten Sie auf die Reaktion und das Heben des Fingers. Wenn die Patientin schließlich den Finger hebt, fahren sie fort:)

… und wie nun diese Stelle wieder ganz frei ist, fließen Sie gemeinsam mit dem Wasser über diese einst blockierte Stelle … und nehmen Sie diesen Moment ganz bewusst wahr … wie Sie mühelos über diese Stelle gleiten … und sich das Flussbett dahinter zu füllen beginnt … der Energiestrom wieder fließt … und das Wasser strömt in die Landschaft dahinter … kraftvoll und in vielen Seitenarmen … beginnt die ganze Landschaft zu durchströmen … all die welk und grau gewordenen Pflanzen erblühen zu neuem Leben … eine neue Graslandschaft und Blumen in duftenden Farben … ein ganzes Land erblüht aufs Neue … in neuem Leben … neues Leben beginnt …

(Ende der „Ursachen-Lösungs-Sequenz")

… und Sie folgen dem Verlauf dieses Flusses … vorbei an verschiedenen und neuen Orten … mit neuen Menschen … Geschäftigkeit … Lebendigkeit … und das innere Fließen wird mit der Zeit noch mächtiger und breiter … fließt ruhiger und kraftvoller … und der Fluss wandelt sich in einen kräftigen Strom … und der Strom findet mit Sicherheit irgendwann seine Mündung … in einen noch breiteren Strom … oder letztlich irgendwann ins Meer … trifft auf seine Urquelle … aus der er einst kam … und diesen Moment ganz bewusst zu erleben … die Vereinigung der Gewässer … die Verbindung mit dem Ursprung … und Sie sind ganz gegenwärtig an jener Stelle, wo sich das Wasser des Flusses mit dem Wasser des Meeres vermischt … tiefer darin eintaucht … sich mit der Urquelle verbindet … und eins wird damit … tiefer hineinströmt … in Richtung Grund des Meeres … denn dort, am Grund des Meeres, herrscht immer die gleiche Ruhe … wie in den Tiefen des Unterbewusstseins … unabhängig davon, ob es an der Oberfläche stürmt oder windet … ob die Wellen peitschen … am Grund des Meeres herrscht immer die gleiche Ruhe … Weisheit und Frieden … jener Ort, an dem das Leben entsteht … an den wir im Tiefschlaf der Regeneration zurückkehren … wo alles regeneriert und heilt … und ich lasse Ihnen einen Moment der Stille und der Ruhe, in dem Sie sich so tief in die Ruhe hineinsinken lassen können, wie Sie nur möchten … wie die Schwebstoffe in einem Wasser, die sich nach einem Sturm langsam wieder an den Grund absetzen … mit jedem Ausatmen tiefer … und tiefer … und alle Gedanken, die nicht zu dieser Ruhe passen, perlen nach oben wie Luftbläschen … zerplatzen an der Oberfläche … und mit jedem Atemzug wird die Entspannung und Harmonie des Körpers tiefer … und tiefer … und dieser Moment der Stille und der Ruhe beginnt jetzt …

(Geben Sie hier etwa 1 min Zeit.)

Rückholung
… und stellen Sie sich darauf ein, dass Sie dann langsam wieder hierher zurückkommen, während ich dann von 1 bis 5 zählen werde … sodass, wenn Sie bei 5 die Augen wieder öffnen, sich der Körper tief entspannt anfühlt … und der Geist angenehm frei und frisch … leer, weil offen für neue Erfahrungen … das innere Strömen zu genießen, das von allein im Hintergrund fließt … sich um alles kümmert … während Sie es genießen können, sich den angenehmen Oberflächen der Dinge zuzuwenden … so stellen Sie sich jetzt darauf ein, langsam wieder zurückzukommen … bei 1 …

7.6 Speisen am Meer

Induktion – Die Treppe der Trance
Und während Sie das Gefühl genießen, einmal gar nichts leisten zu müssen … und der Körper im Hintergrund für Sie weiter atmet … genießen Sie die angenehme Ruhe und Leere hinter Ihren Augenlidern … eine Ruhe, wie wenn man auf eine leere, dunkle Leinwand blickt … und auf dieser inneren Leinwand kann das Bild einer Treppe auftauchen … eine Treppe der Trance … wie immer diese Treppe auch aussieht … Ihre persönliche Treppe der Trance führt Sie heute sieben Stufen hinunter … an Ihren ganz persönlichen, wunderschönen Sandstrand … und schauen Sie einmal, wie diese siebenstufige Treppe aussieht … wie breit ihre Stufen sind … aus

welchem Material sie bestehen … und wenn Sie sich nach unten beugen würden, um die erste Stufe der Treppe zu berühren … wie fühlt sich diese Stufe unter Ihrer Hand an? Ist sie rau oder glatt? Welche Temperatur hat sie? Und schon bei dieser Berührung kann die tief entspannende Wirkung dieser Treppe spürbar werden … diese Treppe der Trance … wo sich auf jeder Stufe die derzeitige Entspannung noch einmal verdoppelt … und wenn Sie jetzt auf die erste Stufe steigen … dann spüren Sie nach, wie herrlich es sich anfühlt, wenn sich Körper und Geist auf dieser Stufe doppelt so tief entspannen wie bisher … woran würden Sie das merken? Vielleicht fühlen sich die Muskeln auf einmal doppelt so schwer an … oder weicher und ruhiger … genießen Sie es, sich in diese innere und äußere Ruhe hineinsinken zu lassen … bis Sie spüren, dass Sie angekommen sind auf dieser ersten Stufe der Trance … wie auch immer sich entspannende Trance für Sie anfühlt … und dann gehen Sie weiter auf die Stufe zwei … auch eine Tür hat zwei Seiten … und die zweite Seite sehen Sie dann, wenn Sie die Tür öffnen und hindurchgehen … und noch tiefer eintauchen … noch tiefer entspannt … und mit dem nächsten Ausatmen gehen Sie noch tiefer auf die Stufe drei … und ein Gefühl der Entspannung kann sich von selbst immer weiter ausdehnen … ohne Zutun … wie wenn man sich in ein herrliches Aromabad gleiten lässt … und die angenehme Wärme der Schwerelosigkeit … die wohligen Düfte ätherischer Dämpfe … Sie in eine ferne Welt der Entspannung und Erholung begleiten … und Sie sich noch tiefer sinken lassen … auf die Stufe vier … und Sie selbst entscheiden, wie tief Sie sich in die Entspannung sinken lassen … denn Sie können auch wieder eine Stufe zurück und nach oben gehen … auf die Stufe drei … wo die Entspannung wieder oberflächlicher wird … weniger … oder Sie können tiefer in die Entspannung gehen … die heilsame und regenerierende Entspannung vertiefen … und wieder zurückgehen … tiefer … auf die Stufe vier … noch tiefer und wohliger … wo alles von selbst geschieht … wie wenn Sie in ein wohlig warmes Licht eintauchen … alles angenehm gedämpft … schwerelos … eine leichte Schwere … einer schweren Leichtigkeit … und noch tiefer mit dem nächsten Ausatmen … auf die Stufe fünf … und je tiefer Sie in die Entspannung gehen, desto angenehmer fühlt sich das an … und je angenehmer sich das anfühlt, desto tiefer gehen Sie … auf die Stufe sechs … und die letzte Stufe können Sie ganz allein gehen … um den ersten Schritt auf den Sand zu setzen … und Sie kommen an Ihrem ganz persönlichen Sandstrand an …

Speisen am Meer

Und wie fühlt sich der Sand unter den Füßen an, wenn Sie barfuß über ihn gehen? Ist er ganz fein und glatt? Oder leicht grobkörnig zwischen den Zehen? Ist er weiß, braun oder dunkel? Und Sie können Ihren Strand mit all Ihren Sinnen erkunden … wie breit und lang er ist … ob es da Pflanzen gibt … und ob Sie ihn einmal ganz allein nur für sich genießen … oder ob andere Menschen da sind … die Ihnen ein Gefühl von Freude oder Verbundenheit vermitteln … alles ist willkommen … kann sich nach Ihren Bedürfnissen ändern … und spüren Sie einmal die besondere Energie und Kraft dieses Ortes … wenn Sie mit all Ihren Sinnen da sind … und Sie können den vertrauten Geruch des Meeres ganz bewusst durch die Nase ein- … und wieder ausatmen … in der Vorstellung durch das linke Nasenloch ein … und durch das rechte

Nasenloch aus … sodass die ganze Kraft und Ruhe dieses Ortes durch Sie durchzirkuliert … und während Sie den Wellen der Brandung lauschen … fühlen Sie sich eingebettet … in die uralten Rhythmen des Ozeans … wo sich die Rhythmen im eigenen Körper mit den Rhythmen und der Kraft des Meeres synchronisieren … wo sich das Auf und Nieder der Wellen verbindet … mit dem Auf und Nieder der eigenen Atmung … wo sich immer beim Ausatmen die Wellen brechen … und in sich weiß kräuselnden Kronen an den Strand heranrollen … wo jede Welle ihr Ziel erreicht … dort, wo das Meer den Sand ganz glattgestrichen hat … ihn ein bisschen dunkler einfärbt … wo Sie die eigenen Knöchel vom Wasser umspülen lassen können … Sie mit jeder Welle … mit jedem Ausatmen noch tiefer einsinken in den Sand … in das Wohlbefinden … eins werden mit der Kraft der Natur … und wenn Sie nach vorne blicken auf das wunderschöne Blau des Wassers … das sich ganz hinten am Horizont mit den Farben des Himmels vermischt … kann die ganze Weite und Freiheit des Horizonts auf Sie übergehen … spiegelnde Reflexionen der Sonne … die ein funkelndes Glitzern auf die Wasseroberfläche zaubern … tanzende Lebendigkeit … heiter und vergnüglich … wie in Kindertagen … vielleicht möchten Sie auch das angenehm warme Wasser am ganzen Körper genießen … sich im Seichten ins Wasser gleiten lassen … und den Körper dem heimeligen Schaukeln der Wellen übergeben … schwerelos … geborgen … getragen … ganz loslassen …

Und in dieser herrlichen, frischen Meeresluft kann sich Appetit in Ihnen regen … kann auf einmal vor Ihrem geistigen Auge das Bild Ihrer Lieblingsspeise oder Ihrer Lieblingsspeisen auftauchen … etwas, das Sie ganz besonders mögen … und Sie freuen sich darauf, etwas Wunderbares zu essen … Ihr ganzer Körper signalisiert die Bereitschaft, eine herrliche Mahlzeit aufzunehmen … Verdauungssäfte beginnen harmonisch zu fließen … sich auf wunderbare Nährstoffe vorzubereiten … und Sie beschließen, einen geeigneten Platz für Ihr Mahl zu suchen … wo auch immer Sie am liebsten essen … ob Sie es gerne selbst zubereiten … auf einer Decke am Strand … wie bei einem Picknick … oder vielleicht in einem schicken Restaurant in der Nähe … oder ein heimeliges kleines Lokal, direkt am Wasser … mit Blick auf die Wellen … Sie finden Ihren Platz … und während Ihre Mahlzeit im Hintergrund zubereitet wird, genießen Sie diesen Ort … vielleicht genießen Sie Ihre Mahlzeit ganz für sich … oder in Begleitung eines oder mehrerer wunderbarer Menschen … die Ihnen ein Wohlgefühl bereiten … mit denen Sie ganz Sie selbst sein können … humorvolle und heitere Momente genießen … und vor Ihnen ein wunderbares Erfrischungsgetränk … und während der Duft Ihrer Mahlzeit bereits in der Luft liegt, nehmen Sie den ersten Schluck Ihres Getränks … genießen den kühlen Geschmack im Mund … und nehmen wahr, wie es den Gaumen benetzt … eine wohltuende Erfahrung zu schlucken … zu genießen … das angenehme Gefühl, wie das Getränk die Kehle befeuchtet … Ihren Durst löscht … die Speiseröhre entlang fließt … und den Magen erreicht … der sich über etwas zu trinken freut … dort ein angenehmes Gefühl macht … und sich im Inneren alles beruhigt … der Körper, alle Zellen sind bereit für eine wunderbare Mahlzeit … es fällt dem Körper leicht, die bevorstehende Mahlzeit zu spalten und aufzubereiten … zu nutzen … Botenstoffe werden ausgeschüttet … Verdauungssäfte beginnen zu fließen … in perfekter Harmonie … und plötzlich ist es so weit ... die Speisen sind angerichtet ... werden serviert ... in liebevollen Farben garniert ... ein herrlicher Anblick ... ein wunderbarer Duft ... und Sie untersuchen wie ein Forscher mit Ihren Augen dieses herrliche Gericht ... lassen den Geruch mit geschlossenen Augen in Ihre Nase aufsteigen ... und machen dann ganz langsam Ihren ersten Bissen ... beißen von etwas Köstlichem ab ... Sie spüren die Konsistenz dieses ersten Bissens zwischen den Zähnen ... die Temperatur ... die sich beim Kauen langsam verändert ... und während Sie ganz genüsslich weiterkauen, zerschmelzen die einzelnen Geschmacksnoten mehr und mehr ... zu einer wunderbaren Komposition ... werden all die Details und Nuancen spürbar ... würzig ... salzig ... Süßes ... leicht bitter ... oder Scharfes ... Sie genießen diese wunderbare Kombination ... und wenn Sie nun den ersten Bissen hinunterschlucken ... genießen Sie das angenehme Gefühl ... wie der Speisebrei wohlig die Speiseröhre entlang gleitet ... in rhythmischen Bewegungen ... im Magen ankommt ... und der Magen nimmt die Nahrung liebevoll in Empfang ... wird selbst mit jedem Bissen immer weicher ... angenehmer ... wird eingekleidet in eine Hülle aus Wohlbefinden ... energiereicher Nahrung ... die mühelos weitergleitet in den Dünndarm ... alles wird hier mühelos gespalten ... die Nahrung in ihre kleinsten Einzelbestandteile ... heimlich resorbiert ... und freudvoll vom Körper aufgenommen ... und die Speisen werden optimal verwandelt in neue Kraft ... und neues Wohlbefinden ... alles wird ruhig gleitend weitertransportiert ... freudig von den Zellen des Magens und Darms aufgenommen ... die sich langsam und behutsam erweichen ... und empfangen ... die Nährstoffe werden spielerisch leicht aufgenommen von den Darmzellen ... wie der Sand am Strand vor Ihnen das Wasser des Meeres aufsaugt ... wie ein Schwamm ... mit jeder Welle ... ganz von allein ... so ist auch die Verdauung ein natürlicher Vorgang ... ein verbindendes Kontinuum ... ein Vorgang, der Ihnen gegeben ist ... so wie die Rhythmen der Wellen dem Meer eigen sind ... und Sie spüren ein zunehmendes Gefühl der Zufriedenheit in Ihnen ... können die vielen Eindrücke des Tages genießen ... und dabei einen Blick auf das Meer werfen ... seine Rhythmen in der Ferne ... und es gelingt Ihnen immer besser, in sich Ruhe zu finden ... Ihre inneren Kräfte zu nutzen ... Ihren ruhigen Bauch zu genießen ... wie einen Freund im Inneren ... der Ihnen Wohlbefinden garantiert ... ganz ruhig und angenehm ...

Und Sie machen den zweiten Bissen ... genießen, wie die Geschmacksnoten sich mit den Geruchsmolekülen im Nasenraum zu einer wunderbaren Komposition vermischen ... und während Sie langsam kauen und jede Nuance dieser herrlichen Mahlzeit genießen ... schlucken Sie auch diesen Bissen genüsslich hinunter ... und mit jedem Bissen, der hinuntergleitet, entspannt sich der Magen ... und der Bauch ... immer mehr ... ein wunderbares Gefühl des Genährtseins ... kraftvolle Energie ... die den Körper durchströmt ... angeregt und voller Lebensfreude ... im Einklang mit dem Körper ... während Sie ihn kräftigen und nähren ... und so können sich Körper und Bauch rasch entspannen ... jede Nahrung als stärkende Wohltat empfinden ... die Nährstoffe als Kraft und Energie in den Körper einsickern ... in ihm fließen ... die rhythmischen Wellen des Darms ... wie die rhythmischen Wellen des Meeres ... die in den Sand einsickern ... eins werden und verschmelzen ... dem ständigen Fluss der Natur ... und ihrer Gesetzmäßigkeit folgend ...

Und während Sie den Blick auf das Meer genießen … auf das sanfte Auf und Nieder der Wellen … fühlen Sie das Gleichgewicht des Körpers … und die Verbindung mit der Natur … geschmeidige und rhythmische Wellen des Meeres … geschmeidige Wellen auch im Inneren des Körpers … im Bauch … wo jede Welle ihr Ziel erreicht … in genau der richtigen Geschwindigkeit … eine nach der anderen … und während sich im Inneren alles synchronisiert und harmonisiert … senkt sich die Sonne dem Horizont entgegen … taucht den Himmel in immer wärmere Farben … während sich eine wunderbare Ruhe im Außen wie im Innen breit macht … genussvolles Essen … genussvolles Genährtsein … und genießen Sie diesen Moment noch ganz für sich … damit diese Hypnose auf jene Weise zu Ende geht, dass Sie das Beste für sich mitnehmen … bevor Sie mit diesem wunderbaren Wohlgefühl dann wieder in diesen Raum zurückkommen … doch bevor Sie zurückkommen … lassen Sie sich mit den nächsten Atemzügen noch einmal so tief in die Entspannung sinken, wie Sie nur möchten … bis auf jene Ebene und Tiefe der Entspannung … die jetzt gerade … genau die Richtige für Sie ist … um hier zu bleiben … und sich mit jedem Ausatmen … noch tiefer … dort hineinsinken zu lassen …

(Geben Sie hier einen Moment der Stille.)

Rückholung

7.7 Auf der Blumenwiese

Induktion – Helm der Gedanken und Wellen der Entspannung

Richten Sie sich gut ein auf dieser bequemen Unterlage, um diese Zeit hier richtig gut für sich selbst genießen zu können … um einfach zu sein … nichts leisten zu müssen … sich eine Zeit der Ruhe, der Erholung zu gönnen … nichts muss geschehen … Sie müssen nichts Bestimmtes verändern oder lenken … alle Gedanken und Empfindungen dürfen genauso sein, wie sie jetzt gerade sind … womit auch immer der Geist sich gerade beschäftigt … mit Themen des Alltags … der eigenen Gesundheit … Privatem oder Beruflichem … was auch immer gerade da ist, darf genauso kommen und gehen … alles ist willkommen … denn Gedanken sammeln sich manchmal im Kopf wie unter einem Helm … und auch da kann die Vorstellung angenehm sein, diesen Helm einfach abzunehmen … vor dem Raum, vor dem Gebäude abzustellen … während Sie hier liegen … der Helm mit all seinen Gedanken dort drüben … ihn aus der Entfernung zu betrachten … in dem Wissen, dass alles, was wirklich wichtig ist, ohnehin nicht verloren gehen kann … dort drüben auf Sie wartet … und sich selbst auf diese Weise auch von der Welt der Gedanken eine willkommene Auszeit zu gönnen … und dabei kann alles immer weiter in den Hintergrund treten, was nicht gebraucht wird für die Entspannung … weil wir uns heute nur dem Körper zuwenden … wie er hier liegt … zu spüren, wie die eigene Atmung die Bauchdecke hebt und senkt … und dabei immer ruhiger und gleichmäßiger wird … zu spüren, wie sich mit jedem Ausatmen die Muskeln der Arme und der Beine auf natürliche Weise immer noch tiefer entspannen … und sich dadurch immer noch schwerer anfühlen … aber auch die feinen Muskeln im Bereich des Gesichts können ganz weich und entspannt werden … gelöst … die Muskeln im Bereich des Kiefers … rund um die Wangen … da, wo manchmal Anspannung sitzt, sich alles lösen … der ganze Kiefer kann ganz schwer und locker werden … locker und schwer nach unten hängen … und auch die Augenlider können ganz entspannt auf den Augäpfeln ruhen … ein angenehmes Gefühl … wie wenn ein feines Hypnose-Tröpfchen jeweils auf einem Augenlid landet … wie ein klarer Tropfen Wasser … der in die Mitte eines spiegelglatten, friedlichen Bergsees fällt … umgeben von einer schönen Wiese … und konzentrische Wellen der Entspannung in sich ausdehnenden Kreisen … friedlich Richtung Ufer laufen … Wellen der Entspannung von den Augenlidern über das ganze Gesicht laufen … die Gesichtszüge sich glätten … friedvoll … sich auch die Stirn noch mehr glättet … eine Welle der Entspannung … des Einfach-so-Seins … des Wohlbefindens … durch den ganzen Körper läuft … wo auch immer gerade Entspannung angenehm ist … und diese Ruhe strömt auch in den Bauch hinein … manchmal als Glucksen im Bauch wahrnehmbar … als Zeichen, dass auch im Inneren die Muskeln ganz weich werden … sich immer noch tiefer entspannen … weil der Körper es genießt, den Zellen Ruhe zu gönnen … weil sich in dieser Ruhe Veränderung und Regeneration vollzieht … Harmonie und Gleichgewicht sich ausbreiten … in der Ruhe alle Zellen und Organe beginnen, miteinander zu kommunizieren … sich immer weiter und ruhiger ausbreitende Wellen der Entspannung … und während die Muskeln mit jedem Ausatmen immer weicher werden … und sich dadurch immer noch schwerer anfühlen … gibt der Körper sein ganzes Gewicht in die Unterlage ab … kann sich Überschüssiges entladen … und der Geist leicht und frei werden … um zu reisen … um Neues zu entdecken … kann aus dem Gedankengesträuch des Alltags hervortreten … und heute im Inneren … in den unendlichen Weiten unbewusster Fantasie eine wunderschöne Blumenwiese betreten …

Auf der Blumenwiese

Eine Wiese inmitten einer völlig intakten Natur … irgendwo, weit weg von jeglicher Zivilisation … und den Geräuschen einer Stadt … die immer mehr in den Hintergrund treten … in weite Ferne rücken … und Sie kommen ganz an auf dieser Wiese … wie groß diese Wiese auch immer sein mag … vielleicht ist sie endlos weit … oder eingerahmt von Bäumen und Sträuchern … Millionen grüner Grashalme … durchzogen von einem bunten Meer aus Blumen und Blüten … Pflanzen unterschiedlicher Formen und Farben … von Blau und Rot … Gelb und Violett … und all den Tönen von sattem Grün … vielleicht ist dieser energiereiche Wiesenboden ganz eben oder leicht hügelig … verliert sich in der Ferne … in den Silhouetten einer märchenhaften Umgebung … unter einem freien Himmel … überstrahlt von dem wärmenden Licht einer nährenden Sonne … ein Ort des Wohlgefühls und der Sicherheit … und wie fühlt es sich an, über diesen friedlichen Wiesenboden zu gehen? Ob in Schuhen oder barfuß … den Boden zu erkunden … mit den Händen durch das hohe Gras zu streifen … ein schwebendes Gefühl … wie der lautlose Flug von friedlichen Insekten und Schmetterlingen … die geschmeidig über die Ebene gleiten … eine traumhafte Landschaft … wie man sie aus Kindertagen kennt … die zu Fantasien … zum Träumen anregt …

Und auf dieser Wiese wachsen ganz bestimmte Heilpflanzen … manche von ihnen gedeihen nur in ganz bestimmten Gegenden … manche ragen weit empor und wiegen sich im Wind … andere tragen fleischige Blätter … kräftige Stiele … und wachsen nahe am Boden … speichern ganz bestimmte, heilsame Wirkstoffe in sich … in den vielen Spielformen der Natur … und während Sie diese traumhafte Landschaft erkunden, fühlen Sie sich von einer ganz bestimmten Pflanze wie magisch angezogen … spüren die heilsame Wirkung … die diese Pflanze auf den Körper entfaltet … eine Wirkung, die Sie sich seit langem wünschen … die den Körper reguliert … in einer ganz bestimmten Form … an einer ganz bestimmten Stelle … und Sie nähern sich diesem wunderbaren Gewächs … und erforschen seine Form … und die Art und Weise, wie diese Heilpflanze ihre Wirkung entfaltet … vielleicht ist es die reine Berührung … der Kontakt der Blätter auf der eigenen Haut … oder der heilsame Duft, den diese Pflanze oder ihre Blüten versprühen … eine Wirkung, die Sie ganz bewusst einatmen … mit jedem Atemzug heilsame Energie, Ruhe und Harmonie in den Körper einatmen … sich Altes beim Ausatmen löst … vielleicht wollen Sie von einem Teil dieser Pflanze kosten und spüren, wie sich die Wirkung bereits beim Kauen entfaltet … den Magen und Darm beruhigt … harmonisiert … wie eine Welle des Wohlbefindens … die durch den gesamten Bauch gleitet … vielleicht wirkt diese Pflanze auch einfach nur durch ihre Stille … heimlich … einfach durch ihre Ruhe … die wie eine Resonanz die friedliche und heilsame Stille im eigenen Körper zum Schwingen bringt … und um dieses Wohlgefühl noch zu vertiefen, können Sie sich direkt neben die Pflanze auf den weichen Boden niederlassen … ob auf einer mitgebrachten Decke … oder direkt ins Gras … und neben sich die heilende Wirkung der Natur und dieser Pflanze … nach oben zu blicken, in das unendlich tiefe Blau des Himmels … eine wunderbare Leere … Freiheit und Offenheit im Geist … offen auch der Körper für die Wirkung dieses Ortes … den weichen Wiesenboden unter sich ganz bewusst zu spüren … und wie jene Körperstellen, die den Boden am intensivsten berühren, ganz weich einsinken in den Wiesenboden … die Fersen … das Gesäß … die gesamte Fläche des Rückens … der Hinterkopf … die Arme und die Beine … der ganze Körper in gutem Kontakt mit Mutter Erde … die Sie trägt und nährt … für stabiles Selbstvertrauen … gesunde Erdung … und Sie spüren, dass in Ihnen tausende Fähigkeiten schlummern … so wie all die Keime der Blumen und Pflanzen auf dieser Wiese … manche schon entfaltet … andere noch als Samen in der Erde … Gerüche der Wiese als Vorboten des Lebens … aber auch der Duft von Sommerregen auf frischem Gras hat eine ganz besondere Note … der all dieses Leben aktiviert … wo jeder Tropfen den Boden noch mehr erweicht … und Sie spüren die Kraft des Bodens unter sich … der so viele Nährstoffe, aber auch Wasser speichert … der mit jedem Tropfen Regen noch weicher und geschmeidiger wird … der alles aufsaugt wie ein Schwamm … und dabei sinkt das Wasser immer tiefer und tiefer … in die unendlichen Schichten des Bodens ein … der all das Wasser speichert und wiederum abgibt an seine Umgebung … an all die Pflanzen rundherum … in einem lebendigen Prozess der Entfaltung … aber auch feste Stoffe vermag der Boden aufzunehmen … kleinere und größere Steine … die mit der Zeit einsinken … aber auch das harte Eis des Winters, das in der warmen Frühlingssonne langsam schmilzt … und tiefer einsickert in den Boden … und in gewisser Weise ähnelt dieser Wiesenboden auch unserem Darm … mit seinen vielen Schichten … tief im Inneren des Körpers … der unterhalb der Wahrnehmung so vieles speichert und aufnimmt …

Flüssiges und Festes … und so wie das Eis an der Oberfläche des Bodens, so schmilzt auch die feste Nahrung beim Kauen … in den obersten Schichten der Verdauung … im Mund … schmilzt … beginnt, weich zu werden … und sich mehr und mehr zu verflüssigen … und gleitet dann tiefer … die Speiseröhre entlang … erreicht die tieferen Schichten des Magens … des Dünndarms … wo alles aufgenommen wird … gespalten … sickert immer noch tiefer … in die Schichten des Dickdarms … der Darm vermag mit seiner enormen Länge und Tiefe alles spielerisch aufzunehmen … wie ein Schwamm … saugt alles leicht und weich in sich auf … und versorgt von hier aus all die Zellen des Körpers mit Energie und Wasser … stärkt und nährt die ganze Umgebung … wie dieser nährstoffreiche Wiesenboden … der so viel Leben hervorbringt … so viele Zellen und Pflanzen, mit unterschiedlichen Aufgaben … erblühen in vielen verschiedenen Formen und Farben … und wie dieser Boden, bringt auch der Körper immer wieder neues Leben hervor … die Baupläne des Lebens … die im Inneren gespeichert sind … entfalten immer wieder neue Formen und Funktionen … passen sich die Zellen ihr Leben lang an … wachsen mit den Veränderungen der Umwelt … der Boden, der all die Nährstoffe in sich trägt … und auch die Pflanzen darüber trägt … so wie der Boden auch Ihren Körper trägt … im Halt gibt … ein Fundament, auf dem Leben wachsen kann … ein Prozess, der sich ständig entfaltet … immer wieder Neues hervorbringt … und wenn wir die Natur einfach lassen … in Ruhe hier liegen … die Prozesse von selbst geschehen lassen … dann kann man tief im Unbewussten spüren, wie Ruhe einkehrt … Anpassung von allein passiert … weil die Zellen des Körpers auf unbewusste Weise genau spüren, was es braucht … weil das Unterbewusstsein Ihre Wünsche ganz genau kennt … vielleicht besser als Sie selbst … und dafür genau diese Ruhe braucht … all diese Impulse umzusetzen … und jedes Mal, wenn Sie in diese Ruhe eintauchen … die heilsamen Bilder der Trance auf sich wirken lassen … nimmt die Fähigkeit des Körpers zu, alles im Inneren so zu ordnen … wie es Ihren Wünschen entspricht … ohne jegliches Zutun … können die beruhigenden Bilder der Natur, die heilsame Wirkung dieser Pflanzen übergehen auf die Zellen des Körpers … denn die Zellen wissen, wie das geht … wie innere Bilder übersetzt werden in Regeneration … in Heilung und Gelassenheit … immer mehr Ruhe und Entspannung zieht ein … und lassen Sie diese Bilder noch ganz tief einsickern … was auch immer Sie auf dieser Wiese genießen … die Farben … die Gerüche … die Lebendigkeit all des Lebens rundherum … die tiefe Ruhe … und bevor Sie wieder in diesen Raum zurückkommen, lassen Sie sich noch einmal so tief in die Entspannung sinken, wie Sie nur möchten … bis an jenen Punkt der Entspannung … der jetzt gerade genau der Richtige für Sie ist … und wenn ich dann von 1 bis 5 zähle, werden Sie in Ihrem Tempo langsam wieder zurückkommen und die Ruhe im eigenen Körper genießen … die Prozesse weiterwirken lassen … die bereits eingesickert sind … in dem Vertrauen, dass alles seine Zeit braucht … und der Körper weiß, was er tut … denn auch das Gras wächst bekanntlich nicht schneller, wenn man daran zieht … und die Prozesse der Veränderungen sich am besten vollziehen, wenn man nicht daran denkt … auf die Wege der Natur und des eigenen Körpers vertraut … und in diesem Wissen stellen Sie sich langsam darauf ein, wieder in diesen Raum zurückzukommen …

Rückholung

7.8 Im Pool der Entspannung

Induktion – Die Reise nach innen

Und während Sie die Augen schließen, nehmen Sie all die Geräusche der Umgebung wahr … meine Stimme, die Sie permanent begleitet … die kommt und geht … aber auch die Geräusche der eigenen Atmung … die ebenfalls kommen und gehen … vielleicht da und dort ein Glucksen im Bauch … als Zeichen dafür, dass sich auch im Inneren alles entspannt … sich die ganze Ruhe des Körpers im Bauch sammelt … und vielleicht hören Sie auch Geräusche außerhalb des Raumes, in dem wir uns befinden … vorbeifahrende Autos vielleicht … oder Stimmen und Schritte vor dem Fenster oder im Gang … eine vorbeiziehende Welt … und es ist angenehm, sich eine wunderbare Auszeit zu nehmen von der Welt da draußen … mit all ihrer Geschäftigkeit … all den Geräuschen … und diese Töne und Klänge in den Hintergrund treten zu lassen … und Sie spüren eine zunehmende Unabhängigkeit gegenüber der Außenwelt … genießen es, ganz nach innen zu gehen … in die eigenen privaten Räume der Ruhe … in die Anderswelt der Fantasie … denn so wie draußen die Zeit vergeht, ist im Innen alles zeitlos … herrscht eine unermessliche Ruhe in den tiefen Ebenen des Unterbewusstseins … dort, wo unsere Essenz stets unberührt bleibt von all den Geschehnissen der Außenwelt … denn tief drinnen, am Grund des Unterbewusstseins, herrscht eine friedvolle Ruhe … die sich erkunden lässt … die Sie für sich selbst nutzen können … und zu dieser Ruhe werden wir heute aufbrechen … dorthin reisen … diesen Ort erkunden … der oft so weit und fern scheint … wie ein fernes Urlaubsziel … auf einem anderen Kontinent womöglich … allein die Vorbereitung und die Anreise dorthin ist oft langwierig und anstrengend … voller Strapazen … das Ziel weit weg … in weiter Ferne … ähnlich wie so manche Ziele und Wünsche im Leben weit weg scheinen … und es braucht Zeit … Zeit und Energie, um dorthin zu gelangen … doch irgendwann ist es dann soweit … alle Vorbereitungen sind getroffen … wie kurz vor dem Abflug … Sie sind hier … an dem Ort, an dem die Reise losgeht … Sie freuen sich auf Ihr Ziel … auf jenen schönen Ort … vielleicht träumen Sie bereits davon in Bildern … irgendwo im Warmen … ein sonniges Klima … ein anderes Lebensgefühl … eine andere Kultur … eine neue Art sich zu fühlen … im Körper … im Geiste … eine andere Art zu kommunizieren … leichter und heiter … ein paradiesischer Ort … mit neuen Geschmäckern und Gerüchen … in Vorfreude auch auf Ihre Unterkunft … eine ganz private … nur für sich … und das monotone Rauschen des Flugzeugs lässt Sie träumen von diesem Ort … und auch wenn es ein langer Flug ist … irgendwie vergehen die Stunden … Stunde um Stunde vergeht die Zeit … und plötzlich ist man dort … beginnt der Sinkflug … die Erde unter Ihnen kommt wieder näher … Sie schauen aus dem Fenster … eine neue Vegetation … eine neue Welt … und Sie kommen an … an Ihrem Urlaubsort …

Im Pool der Entspannung

Steigen dort aus und atmen eine neue Luft … spüren eine neue Atmosphäre und blicken um sich … und machen sich auf den Weg zu Ihrer Unterkunft … und nach langer Anreise kommen Sie endlich an … beziehen ein gemütliches Quartier … ein paradiesischer Ort, der Sie voller Freude und Staunen erfüllt … ein Zimmer mit einem gemütlichen Bett … liebevoll eingerichtet … mit einem wunderbaren Blick aufs Meer … ein magischer Ort … so wie man sich ihn erträumt … eine Wohlfühloase der ganz besonderen Art … mit einer Flügeltür nach draußen … zu einem eigenen Außenbereich … der nur Ihnen gehört … mit einem Swimmingpool einer idealen Größe … mit herrlichem Blick auf den Horizont … flankiert von den schützenden Blättern exotischer Palmen … und die warme Temperatur lädt Sie ein, sich ins Wasser gleiten zu lassen … fernab von all dem Alltag zu Hause … weit weg von allen Themen und Menschen … ganz einzutauchen in diese Welt der Ruhe … zu erleben, wie dieses Wohlgefühl sich auf der Haut anfühlt … sich alles im Außen wie im Innen entspannt … einfach nur zu sein und den Kopf abzuschalten … zu spüren, wie zuerst nur die Füße ins Wasser eintauchen … geschmeidiges Wasser einer angenehmen Temperatur … die Fußsohlen und die Knöchel umspülen … wie Sie in ein Gefühl der Leichtigkeit eintauchen … ein Gefühl der Freiheit, das Sie sich lange gewünscht haben … und ob Sie dabei die Stufen des Pools hinuntergehen oder sich langsam ins Wasser gleiten lassen … fühlen Sie, wie auch die Waden, die Unterschenkel in das Wasser eintauchen … bis zu den Knien … und dann auch die Oberschenkel eintauchen … in die weiche Schwerelosigkeit des Wassers … die Leichtigkeit, die den Körper umfängt … und Sie riechen den vertrauten Geruch des Wassers … plätschernde Geräusche verschwimmen mit dem nahen Rauschen der Meereswellen … wogende Brandung einer melodiösen Berührung … angenehme Wärme einer friedlichen Ruhe … und Sie tauchen immer weiter ein … übergeben den Körper mehr und mehr der tragenden Schwerelosigkeit des Wassers … den Elementen sanft wogender Wellen … wo alles leicht wird … sich der Körper schwebend und verändert anfühlt … die Ruhe der Unterwasserwelt … sich beruhigend auf den Körper auswirkt … alles unterhalb der Wasseroberfläche kaum mehr wahrnehmbar … schwebend … schwerelos … alle Körperempfindungen nur noch gedämpft … wie gar nicht da … nur der Geist, der aus dem Wasser ragt … der Freiheit des Horizonts entgegenblickt … frei und weit … so frei wie eine Möwe … die fröhlich kreischend ihre Kreise durch die Lüfte zieht … weit weg von all den Dingen … in herrlicher Distanz zur Welt … ein Ort der Ruhe … Freiheit und Sicherheit … und Sie können sich vom Wasser tragen lassen … wie auf einer Luftmatratze … den Körper dem Rhythmus der Wellen übergeben … schaukelnde Bewegungen … rundum versorgt … träumend von Möglichkeiten, die in der Welt des Alltags nicht möglich sind … an diesem magischen Ort können Sie davon träumen, wie es sich anfühlt, eins zu werden mit dem Wasser … wie die Rhythmen der Wellen sich synchronisieren mit den Wellen und dem Wasser im eigenen Körper … und Sie träumen davon, wie es sein mag, unter die Wasseroberfläche zu tauchen … und dabei so frei zu atmen wie ein Fisch dort draußen im Meer … wissend, dass in den blühenden Unterwasserwelten des Unterbewusstseins alles möglich ist … sich hinuntergleiten lassen … um die Ruhe unterhalb der Wasseroberfläche zu genießen … wie Kinder, die davon träumen mit den Fischen eines Aquariums zu tauchen … die Welt unter Wasser zu erkunden … eine Welt friedvoller Ruhe … sich wie Schwebstoffe einfach treiben zu lassen … mit jedem Ausatmen noch tiefer einzutauchen in diese Welt der Ruhe … ganz frei zu atmen … schwerelos … leicht … geschützt von der

Welt da draußen … denn egal, ob es an der Oberfläche stürmt oder regnet … ob dort oben die Wellen peitschen … am Grund des Wassers herrscht immer die gleiche friedvolle Ruhe … aber auch im Körper … ganz eingetaucht in die Wogen des Wassers … wird alles ruhig und leicht … ein Urzustand, wie Sie ihn vielleicht schon lange nicht mehr erlebt haben … sich einfach tragen zu lassen … von der Schwerelosigkeit des Wassers … wohlige Wärme … eingehüllt und umsorgt … getragen und genährt … das ganze System in Harmonie … in Verbundenheit … untrennbar verbunden mit der Umgebung … und unnötige Gedanken, die nicht zu der Ruhe dieses Ortes passen, perlen nach oben … wie Luftbläschen, die an der Oberfläche zerplatzen … immer leichter … immer ruhiger … und während Sie nach oben tauchen, um den herrlichen Blick auf das Meer zu genießen, senkt sich die Sonne langsam dem Horizont entgegen … taucht die Umgebung in immer wärmere Farben … und eine langsam zunehmende Dämmerung schiebt sich wie eine friedvolle Decke über die Landschaft … beruhigen sich die Geräusche der Tierwelt … machen dem sanften Rauschen heranrollender Wellen des Strandes Platz … und da, am Firmament … taucht plötzlich der erste Stern am Himmel auf … und dort drüben ein zweiter … und dann ein weiterer … funkelnde Potenziale in den unendlichen Weiten des Universums … Potenziale lichtvoller Qualitäten … die erst in der Ruhe der Nacht sichtbar werden … und erinnern dabei an all die Potenziale und verheißungsvollen Möglichkeiten, die auch im Inneren Ihres eigenen Unterbewusstseins schlummern … Sterne unzähliger, unendlicher Möglichkeiten … die im Inneren verborgen liegen … die in der lauten Helligkeit des Alltags oft gar nicht sichtbar sind … und dennoch immer existieren … wie die Sterne am Himmel … und erst in der Entspannung, in der Ruhe der Nacht sichtbar werden … wenn wir danach Ausschau halten … lichtvolle Möglichkeiten, die uns untertags entgehen … gar nicht bewusst sind … unsichtbar verborgen scheinen … und in der Ruhe der Entspannung plötzlich wie aus dem Nichts auftauchen … manchmal als hilfreiche Impulse … funkelnde Ideen und Geistesblitze … die uns helfen für den nächsten wichtigen Schritt der Entwicklung … genau jene Informationen, die für Sie gerade in Ihrem Leben entscheidend sind … in Form von Bildern und Eingebungen, die für Sie eine ganz individuelle Bedeutung haben … kommen jetzt an die Oberfläche … und zeigen, was es braucht … um frei zu sein … um die eigenen Qualitäten zu entfalten … die inneren Kräfte zum Leben zu erwecken … lichtvolle Informationen, die Ihnen den Weg leuchten … sogar in Phasen der Dunkelheit … weil das innere Wissen weiß, wie sich die Dinge wandeln lassen … und während Sie all diese Informationen auf sich wirken lassen … die Schwerelosigkeit genießen … strahlen die inneren Kräfte immer stärker nach außen … harmonisieren sich die Zellen des Körpers … schwingen sich aufeinander ein … formen ein Gewebekleid des Wohlbefindens … und ich lasse Ihnen einen Moment der Stille und der Ruhe, um sich so tief in die Erholung sinken zu lassen, wie Sie nur möchten …

(Geben Sie hier einen Moment der Stille.)

Und wenn Sie dann wieder in diesen Raum … in diese Zeit zurückkehren … fühlen Sie sich herrlich erholt … der Körper, so tief entspannt wie nach einem wunderbaren Urlaub … irgendwo in der Ferne … ein Urlaub, der genau so lange gedauert hat, um alle Energien vollständig aufzuladen … und Sie mit neuer Frische und neuen Ideen zurückkommen …

Rückholung

… und wenn ich dann von 1 bis 5 zähle und Sie mit jeder Zahl wieder mehr und mehr zurückkommen … können Sie dann bei 5 mit einem inneren Lächeln auf den Lippen die Augen wieder öffnen … und der Geist ist bei 5 vollkommen frisch und frei … mit neuen Energien und Kräften aufgefüllt … und so stellen Sie sich darauf ein, Ihre Reise zurück wieder anzutreten … und mit den nächsten fünf Zahlen wieder mehr und mehr ins Hier und jetzt zurückzukommen …

GPSR Compliance

The European Union's (EU) General Product Safety Regulation (GPSR) is a set of rules that requires consumer products to be safe and our obligations to ensure this.

If you have any concerns about our products, you can contact us on ProductSafety@springernature.com

In case Publisher is established outside the EU, the EU authorized representative is:

Springer Nature Customer Service Center GmbH
Europaplatz 3
69115 Heidelberg, Germany

Batch number: 10831987

Printed by Printforce, the Netherlands